KÖNIGSDISZIPLIN GESUNDER KÖRPER

THOMAS LOCH

Königsdisziplin Gesunder Körper

© 2022 Thomas Loch
Autor: Thomas Loch
Umschlaggestaltung, Illustration: Emma Lazar
Grafik: watchara@shutterstock, ID 1767996785
Verlag & Druck: tredition GmbH, Halenreie 40-44, 22359 Hamburg
978-3-347-54614-1 (Hardcover)
979-8-414-98308-9 (Taschenbuch)

Thomas Loch
Hauptstraße 82
82140 Olching
www.thomas-loch.net

INHALT

EINLEITUNG

DEN TRAUM VON EINEM GESUNDEN, FITTEN UND LEISTUNGSFÄHIGEN KÖRPER VERWIRKLICHEN

Viele Menschen wünschen sich einen schönen Körper, der jung und knackig aussieht, immer gut funktioniert, wenig Schmerzen hat und sie im Alltag verlässlich begleitet.

Liebe Leser, haben Sie diesen Körper schon? Einen, der einfach gesund und fit ist?

Oder möchten Sie noch etwas verbessern? Ob das nun ein stabiler Rücken ist, den Sie gerne hätten, oder eine schöne Figur.

Wenn Sie Letzteres mit »Ja« antworten, dann haben Sie mein Wort, dass dieses Buch Ihnen dabei helfen wird. Wenn Sie das, was ich Ihnen vorschlage, aktiv umsetzen.

Seit 1995 beschäftige ich mich mit Ernährung, Training, Muskelaufbau, Leistungsverbesserung, Fettreduzierung und der Gesundheit allgemein. Ich habe mich schon immer gefragt, warum es Menschen gibt, die fitter und gesünder sind als andere.

Im Laufe der Jahre habe ich beobachtet, dass diese Menschen nicht nur leistungsfähiger, sondern auch schlanker als andere waren. Sie waren vitaler, gesünder, hatten sehr wenig körperliche Probleme und waren insgesamt zufriedener und ausgeglichener.

In den letzten Jahrzehnten habe ich Hunderte von Schulungen besucht, um die Grundlagen des Körpers und die ›Gesetze der Gesundheit‹ zu erforschen. Dabei habe ich gelernt: Der

Körper funktioniert nach ganz bestimmten Prinzipien. Er hat Regeln und folgt dem Leben, unser Körper passt sich an die Reize an, die wir ihm geben oder nicht geben.

Es gibt das Gesetz von Ursache und Wirkung. Es sagt, dass es keine Wirkung – sprich: kein Ergebnis, kein Resultat – gibt, ohne dass zuvor eine Ursache gesetzt wurde.

Das heißt für Sie, dass sich das Ergebnis verändert, sobald Sie eine andere Ursache setzen.

Wir haben die Macht, dem Körper neue Reize zu setzen und mit ihm anders umzugehen. Mit den richtigen Strategien können wir alle – ob alt oder jung, Mann oder Frau, dick oder dünn – einen gesunden und fitten Körper haben.

Grundsätzlich kann jeder Mensch seinen Körper verbessern, unabhängig von seinen Umständen. Wie das möglich ist, wird Ihnen dieses Buch zeigen.

Anmerkung des Autors:

Aus Gründen der besseren Lesbarkeit wird im Text verallgemeinernd das generische Maskulinum verwendet. Diese Formulierungen umfassen gleichermaßen weibliche und männliche Personen; alle sind damit selbstverständlich gleichberechtigt angesprochen.

1

DER REALITÄT INS AUGE BLICKEN (OHNE DEN GLAUBEN ZU VERLIEREN)

IN DIESEM KAPITEL GEHT ES DARUM, WIE WIR MENSCHEN MIT UNSEREM KÖRPER UND VERSTAND UMGEHEN.

Wir essen nicht mehr intuitiv das Richtige, bewegen uns kaum, und von Training und Belastung der Muskulatur kann kaum die Rede sein. Der Körper ist gefangen in einem Hamsterrad der Moderne. Wir takten uns 24 Stunden durch und denken, der Körper sei dafür gebaut. Die Quittung sind körperliche Leiden, Degeneration, Übergewicht und auch ein schlechtes Immunsystem.

1.1 Der Mensch 4.0

Das bequeme körperliche Dasein und das viele leckere Essen kombiniert mit ordentlich Stress und wenig Schlaf ist der Feind des Körpers. Das sind in einem Satz zusammengefasst die Hauptgründe, warum so viele Menschen krank werden.

Warum sind manche sehr viel fitter, schlanker und gesünder als andere? Oft wird von vielen Menschen behauptet, dass die meisten Schlanken und Fitten so sind, weil ihre Gene und die Umstände das entscheiden oder sie einfach Glück haben.

Diese Aussage ist beruhigend für alle, die keinen Erfolg mit ihrem Körper haben. Denn schuld sind ja dann nicht sie, sondern die Gene und die Umstände. Die Wissenschaft bestätigt diese

These jedoch nicht. Und ich kann das aus meiner Praxis auch nicht bestätigen.

Natürlich spielen die Gene eine Rolle, aber Ihr eigenes Verhalten ist für die Aktivierung Ihrer Genetik entscheidend. Jahrelange gute Nahrung, ausreichend Bewegung und schweißtreibende Trainingseinheiten sind wichtiger als die Gene.

Viele Menschen haben einen nicht so fitten, schlanken und leistungsfähigen Körper, weil sie stets nur das tun, was ihnen leichtfällt. Sie gehen den Weg des geringsten Widerstandes auf der Bewegungsebene, möchten sich keine Gedanken um ihr Essen machen und bedienen sich zu sehr an Genussmitteln.

Auf der anderen Seite betreiben sie Raubbau an ihrem Körper und bewegen sich in einem selbst erschaffenen Hamsterrad.

Was glauben Sie: Wenn Sie die richtige Nahrung essen und mehrere Stunden pro Woche trainieren, sich ausschlafen und täglich an der frischen Luft spazieren gehen und das über Jahre tun: Werden Sie dann ein ganz anderes Niveau an Fitness und Gesundheit erreichen?

Ich bin davon überzeugt und werde Ihnen mit diesem Buch zeigen, wie einfach es ist, mehr Fitness und Gesundheit in Ihr Leben zu bringen. Was ich Ihnen jetzt sage, klingt hart. Vielleicht finden Sie sich in dem ein oder anderen Punkt wieder. Viele Menschen leben in diesem Hamsterrad, ohne es bewusst wahrzunehmen.

Bedenken Sie beim Lesen des Folgenden eines: In diesem Buch geht es nicht darum, einen Lebensweg – oder besser gesagt Style – zu kritisieren. Es geht nicht um Diäten und Trainingstrends. Es geht ausschließlich um eins: Es geht darum, wie Sie aus Ihrem Körper das Beste machen.

Der Albtraum der Gesundheit

Ich begleite meine Klienten vom Wollen ins Tun. Das ist mein täglich Brot. Menschen motivieren, ins Handeln zu kommen, und sie durch alle Prozesse zu begleiten, die nötig sind, um ihr Ziel zu erreichen.

Was ich Ihnen jetzt schildere, ist ein Lifestyle von vielen Menschen, die ich kennenlernen durfte und auf dem Weg zu mehr Gesundheit begleitet habe.

Ich habe schon viele Menschen gecoacht, die in ihrem Beruf richtig erfolgreich sind. Sie arbeiten hart in oder an ihrem Unternehmen, oft auch bis spät in die Nacht, und könnten sich finanziell fast alles leisten, was sie wollen. Doch der harte Einsatz hat oft seinen Preis. Wer auf Dauer den Erfolg genießen möchte, sollte sich auch Gedanken darüber machen, was Erfolg noch bedeuten kann.

Es geht nicht nur um Karriere, Verdienst und Anerkennung. Erfolgreich ist auch, wer dabei eine stabile Gesundheit hat, wer gute Beziehungen pflegt, wer seine Kinder gut erzieht, wer trotz beruflicher Verantwortung und Familie seine eigene körperliche und geistige Entwicklung nicht vernachlässigt.

Willkommen in der Epidemie des 21. Jahrhunderts

Ich möchte Ihnen einen Menschentyp beschreiben, der meiner Meinung nach richtig gegen die Wand fährt.

Überspitzt formuliert, denkt der so oder so ähnlich:

Wir können alles schaffen.

Jährlich bessere Zahlen im Unternehmen, eine steile Karriere starten, mehr Projekte gleichzeitig bearbeiten, den Umsatz verdoppeln, größere Ziele anstreben und dabei einen gesunden Körper haben, das ist doch selbstverständlich. Körperliche Warnhinweise wie Bluthochdruck, schlechte Blutwerte, Rückenschmerzen, Übergewicht und Schlafstörungen ignorieren, Schmerzmittel nehmen, das große Glas Wein abends zum Runterfahren, das alles ist bei vielen Menschen normal und zur Belohnung gibt es noch Fast Food, schließlich sind wir Genießer.

Wer braucht schon Schlaf? Lieber noch TV schauen, damit der Geist noch weniger entspannt und dabei noch Chips futtern, damit wir beim Sitzen was zu tun haben.

Auf etwas verzichten? Wir? Kommt gar nicht infrage. Genuss muss sein.

Der Körper muss da durch – dafür sind wir doch hier. Die Industrie muss doch Lösungen wie Nahrungsergänzungsmittel parat haben. Ärzte können doch operieren oder es irgendwie wegspritzen, was wir in 20 Jahren zerstört haben. Jemand wird das schon richten. Jemand wird uns schon richten.

Für Gesundheit haben wir keine Zeit, oder wir nehmen sie uns einfach nicht. Das ist doch kein Problem – verspricht uns die Werbung.

Weil 20 Minuten Training pro Woche reichen, und das Übergewicht, dafür können wir nichts, daran haben der Stoffwechsel, die Gene oder die Umstände Schuld. Falls unsere Gelenke vor lauter Nichtbenutzen degenerieren, der Knorpel kaputtgeht und es schmerzt, gibt es bestimmt einen Arzt, der wie ein Automechaniker einfach ein neues Ersatzteil einbaut. Wenn nach dem Essen regelmäßig die Magensäure hochkommt und der Bauch immer größer wird, ist das nicht schön, aber dafür gibt es natürlich auch eine Lösung in Form von ›Medizin‹. Die Symptome müssen unterdrückt werden. Der Körper wird von innen vernichtet durch ständige Aufnahme von Kalorien und Bewegungsarmut, das führt irgendwann zum Diabetes, das ist aber auch kein Problem, dafür gibt es Insulin.

Ein starker Rücken, der kennt keine Schmerzen. Und die Krankenkasse ist sowieso für meine Gesundheit verantwortlich.

Und wenn ich vor lauter Reizüberflutungen, ständiger Erreichbarkeit und dem Denken, alles machen zu müssen, in ein tiefes mentales Loch falle — na ja, dann habe ich halt einen Burn-out und hole mir ein paar Tabletten.

Dieses Leben macht uns krank

Langfristig werden durch solch einen Lifestyle Herzinfarkte und Schlaganfälle ausgelöst und die Psyche geht nebenbei auch noch kaputt. Psychische Erkrankungen sind auf dem Vormarsch genauso wie Kliniken und passende Krankheiten dazu …

Sie finden, das alles klingt übertrieben? Dann schauen wir uns doch ein paar Zahlen an.

In Deutschland gibt es ca. sieben Millionen Diabetiker (andere Quellen nennen neun Millionen). Täglich kommen etwa 500 Neuerkrankte hinzu. Die Dunkelziffer ist noch viel höher, zwei Millionen Menschen wissen noch nicht einmal, dass sie Diabetes haben.

Irgendjemand muss es ja bekommen, oder nicht? Diabetes Typ 2 bekommen Sie vor allem dann, wenn Sie Übergewicht haben und Bewegungsmuffel sind. Das ist die Folge von dauerhaft zu viel Essen und Trinken und zu wenig Bewegung. Das Ganze mit einer Prise Stress kombiniert — und fertig. So einfach ist es. Das Schlimme daran: Typ-2-Diabetiker leben oft jahrelang beschwerdefrei oder beschwerdearm. Oft wird die Diagnose zufällig gestellt. Und dann wird es richtig spannend, was passiert …

Erst vor Kurzem hat die WHO (Weltgesundheitsorganisation) Burn-out als Syndrom eingestuft. Burn-out entsteht aufgrund von chronischem Stress, der nicht erfolgreich verarbeitet wird. (Nein, Rotwein hilft da auch nicht.)

Immer mehr Menschen lassen sich am Rücken operieren, allein von 2007 bis 2015 gab es 71% mehr Rücken-OPs. Rückenbeschwerden haben die Erkältungskrankheiten als Grund für Arbeitsunfähigkeit überholt. Das belegen Zahlen der AOK.

Das ist der Hammer, sind wir Menschen schon so kaputt? Was sind all die Ursachen?

Sollten wir uns nicht langsam Gedanken machen, ob wir unseren Körper noch ›bedienen‹ können? Haben viele Menschen den Bezug zu sich verloren? Nehmen wir uns selbst noch wichtig? Nehmen wir unsere Gesundheit ernst? Ich habe das Gefühl, viele Menschen denken, Sie hätten ein Recht auf Gesundheit und verhalten sich gegen alle Gesetze des Körpers.

Die Rechnung kann leider nicht aufgehen.

Übergewicht, Bluthochdruck, Fettstoffwechselstörungen und ein erhöhter Blutzuckerspiegel entstehen durch unser Verhalten. Sie verdoppeln das Risiko für Herzinfarkte und Schlaganfälle und führen zum frühen Tod.

Knieprobleme, Nackenverspannungen, ständige Kopfschmerzen, depressive Verstimmungen bestimmen den Alltag vieler Menschen. Ist das lebenswert, macht das Leben so Spaß?

Das Hamsterrad der Moderne lässt viele Menschen leiden, wir essen intuitiv nicht mehr das Richtige, bewegen uns kaum, und unser Körper und Geist degenerieren und leiden.

Willkommen in der Moderne 4.0

Viele meiner Klienten kommen aus so einer Situation zu mir und tun damit den ersten Schritt aus dem Hamsterrad in Richtung Gesundheit.

Natürlich hat sich die Welt im Laufe der Evolution verändert. Vom Jäger und Sammler hin zum Ackerbauern und inzwischen zum Smartphone-Abhängigen.

Damals litten unseren Vorfahren unter echtem Stress und mussten in Bewegung bleiben. Hunger, Wassermangel, Kämpfe, Raubtiere, Infektionen, Kälte, Hitze, Unwetter. Das war noch echter Stress. Heutzutage kommt der echte, überlebenswichtige Stress kaum noch vor.

Viele Menschen leiden an Geldmangel, Umweltgiften, Lärm, Informationsflut, Problemen im Job und meist an Nahrungsüberfluss. Und das Schlimme ist: Meist findet das alles gleichzeitig statt.

Und das Argument, das viele Menschen dann einfach in den Raum werfen – »Wir werden dafür heute älter« – stimmt so auch nicht: Die Menschen wurden früher auch alt, nur leider hatten sie es mit Infektionen, Kindstod, Hungersnot und ohne Medizin sehr schwer.

Heutzutage gibt es viele alte Menschen, das stimmt. Aber alt und krank an einer Maschine hängend und zwangsernährt werden, der Plan gefällt mir nicht. Ich möchte im Alter auch so fit sein, dass mich niemand in ein Altenheim steckt.

Wie reagiert unser Körper heutzutage auf das, was wir ihm antun? Kann er das alles verarbeiten? Können wir geistig und körperlich damit umgehen?

Was passiert mit uns über die Jahre, wenn wir permanent industriell verarbeitete Nahrung essen? Und immer deutlich mehr sitzen als gehen?

Wir können unseren Körper verändern und wiederherstellen. ›Zurück auf die Werkseinstellung bringen‹.

Aber wie passt sich der Körper wieder an, sodass er richtig funktioniert?

Es ist ganz einfach: Der Körper passt sich den Reizen an, die wir setzen. Alles, was wir tun oder nicht tun, ist ein Reiz, und der Körper wird sich anpassen, das ist ein Naturgesetz.

Nicht in einer Woche, nicht in zwei Wochen, aber über die Jahre wird er sich in guter oder schlechter Weise verändern. Das, was wir jahrelang tun oder nicht tun, ist entscheidend.

Seit 2003 betreue ich Menschen mit unterschiedlichen Zielen und körperlichen Einschränkungen, über 30.000 Personal Trainings habe ich bis heute gegeben. Ich durfte viel lernen und weiß daher, was funktioniert und was nicht.

Es gibt nur eine Antwort auf die Frage: Wie schaffe ich es, einen schlanken, fitten und gesunden Körper zu bekommen?

Die Antwort:

- Nahrung essen, die der Mensch schon immer hatte, sprich: Lebensmittel, nichts industriell Verarbeitetes;
- reines, pures Wasser trinken;
- ausreichend Bewegung und Training;
- den Stress regulieren und abbauen
- und das Verhalten ändern.

In diesem Buch geht es um die Wiederherstellung und Erhaltung Ihres Körpers. Darum, einen gesunden, fitten und schlanken Körper aufzubauen, von 0 auf 100.

Wir können es auch die Gesetze des Körpers nennen. Es gibt klare Gesetze, die es zu beachten gilt. Diese werden Sie in diesem Buch erfahren. Ich werde nicht um den heißen Brei herumreden.

Wenn Sie wissen und verstehen, wie Ihr Körper funktioniert, wird Sie das motivieren zu handeln, und zwar jetzt.

Ich will, dass Sie das begreifen, und dieser Satz hat Tiefe. Lassen Sie ihn wirken.

Unser Lifestyle kann uns töten

So wie wir leben, nehmen wir Einfluss auf Leben und Tod. Zwar nicht sofort, aber über die Jahre.

Unser Verhalten sorgt dafür, dass wir unserem Körper entweder schaden oder ihn gesünder machen.

Viele Menschen betreiben ständig Raubbau an ihrem Körper. Ich habe das Gefühl, dass einige wirklich glauben, sie wären unsterblich. Das Leben endet immer mit dem Tod. Aber bei vielen leider schon viel zu früh.

Viele Menschen sind tickende Zeitbomben, Hochrisiko-Patienten. Sie haben Risikofaktoren und bagatellisieren diese. Was nicht klug ist.

Bauchfett, erhöhte Blutzuckerwerte, Bluthochdruck: Es ist wissenschaftlich belegt, was für ein gefährliches Spiel wir mit solchen Werten spielen. Diese Faktoren führen in eine Sackgasse oder gar in die Katastrophe.

Das alles ist unserem Lifestyle geschuldet. Er führt zu Krankheiten und oft auch schneller zum Tod.

Wir sollten aufwachen und Prävention betreiben, Vorerkrankungen erst gar nicht zulassen, bevor es zu spät ist. Natürlich gibt es auch eine Genetik, aber es ist unser Verhalten, das den Ball ins Rollen bringt. Mit unserem Verhalten beeinflussen wir unsere Gesundheit.

Herzinfarkt, Schlaganfall, periphere arterielle Verschlusskrankheiten, all diese Schäden sind meistens unserem modernen Wohlstands-Lifestyle geschuldet.

Bandscheibenvorfälle, kaputte Gelenke, schwaches Immunsystem, Burn-out, ist das der Weg, den wir gehen sollten?

Vielen Menschen ist gar nicht bewusst, dass sie Routinen in ihr Leben gelassen haben, die sie krank machen und krank halten.

Die häufigste Todesursache im Jahr 2018 war, wie schon in den Vorjahren, eine Herz-Kreislauf-Erkrankung. 36,2% aller Sterbefälle waren darauf zurückzuführen. Im Jahr 2017 starben in Deutschland insgesamt 344.530 Personen an Kreislauf-Erkrankungen.

Sicherlich machen viele von uns Vorsorgeuntersuchungen, das ist auch gut so, aber bekanntermaßen ist das keine Garantie für ein gesundes Leben. Ihr Arzt kann Ihnen nicht das OK für Ihre Lebensgewohnheiten geben. Das ist auch gar nicht seine Aufgabe.

Wenn Sie Symptome haben, spielen Sie diese nicht herunter. Das wäre unklug.

Das metabolische Syndrom mit seinem Cluster aus Risikofaktoren ist ein Musterbeispiel für die Entstehung tödlicher Krankheiten. Pathophysiologisch stehen hinter dem Namen vorwiegend eine Insulinresistenz und die Ansammlung von Fett in der Bauchregion. Ich sage Ihnen eins: Ein zu großer Bauch ist ein sichtbares Anzeichen für eine metabolische Störung.

Wenn wir ehrlich zu uns sind, sehen und spüren wir die Symptome selbst. Wenn unser Bauch so riesig ist, dass wir unsere Füße oder etwas anderes nicht mehr sehen können, dann ist das ungesund.

Genauso wissen wir, wie es mit unserem Blutdruck aussieht und ob unsere Blutwerte Top oder Flop sind. Können wir zehn Minuten laufen, ohne dass die Knie wehtun oder der Kopf hochrot wird?

Kreisen unsere Gedanken rund um die Uhr um Projekte und Arbeit, und haben wir unseren natürlichen Geschlechtstrieb noch?

Es geht nicht nur um ein bisschen Fitness, ein hübscheres Aussehen, ein straffes Hautbild, mehr Bizeps. Das ist alles nett, aber es geht um viel mehr: Es geht um unser Leben und darum, wie lange wir gesund leben wollen.

Mir ist klar, dass das hart klingt, aber es ist Zeit, die Wahrheit zu sagen und sich mit der Wahrheit auseinanderzusetzen.

Es geht ums Ganze

Gesundheit und der Weg dahin sind ein kostbares Gut. Fitnesscenter haben eine Aufgabe. Trainer haben die Mission, ihren Job mit viel Verantwortung zu erfüllen. Die Aufgabe, mit der ein guter Trainer antritt: den Klienten aufklären, anleiten und von Training zu Training besser machen. Fitness klingt schon sehr oberflächlich, ein guter Trainer steigt viel tiefer ein.

Es geht nicht um ein Sixpack und Cellulite-freie Beine, es geht ums große Ganze, um ein langes und gesundes Leben.

Ich bin kein großer Fan von: »Du sollst das nicht, Du darfst hier nicht, Du musst weniger arbeiten, Du darfst keine Kohlenhydrate essen, nur vegan ist die Lösung, Vegetarier sind die besseren Menschen, und nur diese oder jene Sportart bringt was.«

Nein, so einfach ist das alles nicht. Denn jeder Mensch ist individuell und hat Vorlieben, Wünsche, Ziele, Träume, und vor allem hat jeder Mensch und sein Körper eine eigene Geschichte.

Sie, lieber Leser, wollen an Ihrer Gesundheit arbeiten, deshalb haben Sie zu diesem Buch gegriffen. Mit diesem Buch haben Sie einen entscheidenden Schritt in Richtung Gesundheit getan.

Ich möchte Sie ermutigen, sich gesundheitliche und körperliche Ziele zu setzen und damit zu beginnen, den Körper aufzubauen, den Sie sich wünschen. Wenn Sie dieses Buch und die Strategien umsetzen, werden Sie mit Sicherheit Erfolg haben. In diesem Buch stecken Tausende Stunden an Fachwissen und Personal Trainings. Das Geheimnis eines gesunden Körpers wird sich Ihnen erschließen, wenn Sie beginnen, die in diesem Buch beschriebenen Regeln praktisch anzuwenden.

Was ich hier niederschreibe, sind Denkanstöße und Ratschläge aus Tausenden Stunden an praktischer Erfahrung. Ich würde mich freuen, wenn Sie dadurch neue Erkenntnisse und Einsichten gewinnen.

1.2 Mein Leben, mein Körper

Das Leben ist ein Geschenk. Sind Sie auch täglich dankbar, hier auf diesem wundervollen Planeten leben zu dürfen? Sie und ich haben die Macht über unseren Körper, wir sind Schöpfer und Gestalter unseres Bewegungsapparates.

Wir sind ausgestattet mit einem wundervoll funktionierenden Körper, der von klein auf in, beziehungsweise mit der Bewegung wächst. Babys und Kleinkinder suchen die Belastung ihres Körpers und entwickeln dadurch einen fitten und gesunden Körper. Sie wachsen an den Reizen. Klettern, hochziehen, springen, raufen und im Lauftempo durch den Supermarkt: Das ist die natürliche Art, sich zu bewegen.

Der menschliche Körper wird in der vitalsten Form geboren. Doch was passiert dann? Warum kippt das Ganze?

Wir kommen in die Schule, werden vorbereitet auf das Arbeitsleben, danach studieren und arbeiten wir, das ist unser neues Umfeld für den Körper. Jagen und Sammeln ist nicht mehr. Dafür Tippen und Sitzen. Sind unsere Körper dafür ausgelegt?

Haben wir die Fähigkeit, zu rennen, zu laufen, zu klettern, zu ziehen, zu springen erworben, um danach den ganzen Tag zu sitzen? Ich glaube nicht.

Unser Leben ist endlich. Es wird enden, wir werden alt und schwächer. Aber es gibt hier gravierende Unterschiede. Sie entstehen nicht einfach so, das hat nichts mit Glück zu tun. Wie unser Körper im Alter funktioniert (oder auch nicht) – das ist ein Spiegelbild unserer Gewohnheiten. Wir müssen verstehen: Es ist unser Leben und die Zeit, die wir hier haben, verbringen wir in einem Körper, nur einem. Wir haben keinen zweiten im Kleiderschrank. Sie und ich haben die Verantwortung, uns um unsere Gesundheit zu kümmern. Vielen Menschen ist es nicht bewusst, dass es einen Riesenunterschied macht, ob ich heute einen Apfel anstelle von Schokolade esse. Ob ich abends vom Fernseher sitze oder eine leichte Laufeinheit einlege.

Aber nach zehn Jahren können gute oder schlechte Gewohnheiten entscheiden, ob ich fettleibig, krank oder gesund und vital bin. Niemand kann immer gesund essen und täglich trainieren, wir können nicht täglich klug entscheiden. Aber unser Körper ist die Summe aller Entscheidungen, die wir treffen.

Gleichgültigkeit ist keine Gewinner-Strategie. Es ist das Schlechteste, was wir unserem Körper antun können. Unsere Gewohnheiten, die klugen wie die unklugen, formen unseren Körper. Täglich können wir uns für oder gegen eine Mahlzeit entscheiden und dafür, ob wir Sport machen oder die Couch bevorzugen.

Fragen Sie sich bitte kritisch: Soll Ihr Körper so bleiben, wie er ist? Oder wollen Sie einen gesunden und fitten Körper?

Ihr Körper ist eine Lebensaufgabe.

1.3 Jeder Weg beginnt mit einer Entscheidung

Viele Menschen fürchten sich vor einer Veränderung, es fällt ihnen schwer, eine Entscheidung zu treffen. Eine klare Entscheidung: Ja, ich will! Ja, ich will abnehmen. Ja, ich will gesünder leben. Ja, ich will einen fitten Körper.

Wenn wir uns entscheiden, gesünder zu essen, mehr Sport zu machen, muss in uns eine Veränderung stattfinden. Es kann dann sein, dass unser Tagesablauf anders wird, dass die Freunde nicht mitziehen, dass unser Umfeld sich verändert oder dass das ›alte Umfeld‹ unser neues Handeln vielleicht sogar kritisiert.

Jede körperliche Veränderung wird von Ihrer Entscheidung eingeleitet.

Davor steht jedoch die Furcht, die Komfortzone zu verlassen, etwas Neues zu wagen. Diese Furcht ist nicht der Weg. Diese Furcht steht uns im Weg.

Die wichtigste Entscheidung, die wir treffen können, ist: Gesundheit oder Degeneration.

Sie und ich haben die Wahl. Wir können bei den Strategien aus der Vergangenheit bleiben und den Körper so gleichsam zerstören. Ich weiß, das klingt hart. Aber viele Menschen tun das.

Oder wir richten unsere Zukunft neu aus und entscheiden uns für ein gesundes Leben. Für ein, wenn es gut läuft, längeres Leben.

Diese Entscheidung kann Ihnen niemand abnehmen. Kein Freund, kein Arzt, nicht Ihr Partner, nur Sie allein entscheiden: Wollen Sie an Ihrem jetzigen Körper ›festhalten‹ oder neue Wege gehen? Wofür entscheiden Sie sich?

Nur Sie wissen, ob Sie im Moment mit Ihrer körperlichen Verfassung zufrieden sind oder etwas verändern möchten.

Seinen Körper und seine Gesundheit zu verändern, beginnt immer mit einer Entscheidung. Und ja: Das erfordert Mut.

Meine Klienten klammern sich nicht an ihre bisherigen Fitness-Strategien, es befriedigt sie nicht, einen unfitten Körper zu haben, Sie sind nicht glücklich über schlechte Blutwerte. Sie entscheiden sich, gemeinsam mit mir an ihrer Gesundheit zu arbeiten.

Jede noch so kleine positive Veränderung ist besser als gar keine. Es sind die vielen kleinen Dinge, die über die Jahre den großen Unterschied machen.

Ich habe oft erlebt, dass viele Interessenten sich später entscheiden wollen, und das ist fatal. Jemand, der sich jetzt nicht entscheiden kann und es immer weiter hinauszögert, verliert oft das Vertrauen in sich selbst.

Ohnehin ist es nicht möglich, keine Entscheidung zu treffen. Auch wer sich im Anschluss an eine Beratung nicht entscheiden ›kann‹, hat sich entschieden. Die Entscheidung lautet dann: Mein Körper bleibt so, wie er ist.

Oder man lebt in einer Unentschiedenheit, doch das ist kein schöner Zustand, denn er raubt enorm viel Lebensenergie. Im Unterbewusstsein belastet dieser Zustand. Je länger Sie warten und zögern, desto weiter entfernt sich Ihr Ziel. Und das Schlimmste ist: Der Körper baut weiterhin ab und degeneriert.

Ich möchte Ihnen einen Tipp aus der Praxis geben. Warten Sie nicht lange mit der Entscheidung, mehr für Ihre Gesundheit zu tun. Es gibt nicht den perfekten Weg, das beste Training und den super Ernährungsplan. Warten Sie nicht. Nehmen Sie Ihren Körper wichtig und treffen Sie innerhalb der nächsten 72 Stunden eine Entscheidung.

Im Moment unserer Entscheidung bestimmen wir über unser körperliches Schicksal.

Die Zukunft ist schneller da, als Sie vielleicht glauben. Was Sie heute tun oder nicht tun, bestimmt, wie fit und leistungsfähig Ihr Körper sein wird.

Wie möchten Sie in Zukunft aussehen? Wie fit möchten Sie sein? Wie soll Ihr Blutbild sein? Ihre Entscheidung von heute bestimmt die Antworten.

Unser größtes Risiko ist es, in Zukunft einen kranken Körper zu bekommen. Dann versuchen wir, mithilfe von Ärzten in kurzer Zeit alles zu reparieren. Aber das macht keinen Spaß und ist zudem ein Weg, der meistens nicht klappt.

Ich rate meinen Klienten, lange dranzubleiben. Ich sage oft: »Turne bis zur Urne!« Das heißt, unser Körper ist ein Lebensprojekt.

Der Schlüssel zu mehr Gesundheit ist, eine Entscheidung zu treffen. Wie entscheiden Sie sich? Für oder gegen Ihre Gesundheit?

1.4 Lockende Ziele

Was ist eigentlich ein Ziel? Ist Abnehmen und Fitter-Werden eines, ist Rückenmuskulatur-Aufbauen ein Ziel? Ist es ein Zustand, den ich erreichen oder den ich halten will? Wie lange brauche ich, um mein Ziel zu erreichen? Welche Wege muss ich gehen, um mein Ziel zu erreichen? Will ich das wirklich? Wie wird sich mein Umfeld verhalten, wenn ich einen anderen Weg gehe als bisher? Wie wichtig sind Kurzzeitziele und wie wirken sie sich auf Langzeitziele aus?

In diesem Abschnitt gehen wir in die Tiefe.

Was ich häufig feststelle, ist, dass sich viele Klienten nicht sicher sind, ob sie ihr Ziel wirklich erreichen wollen.

Wollen Sie Ihr Ziel wirklich erreichen? Oder hat Ihnen vielleicht jemand anderes das Ziel schmackhaft gemacht?

Wenn Sie Ihr Ziel nicht wirklich, ich meine wirklich, wirklich, erreichen wollen, wird es schwer, es zu schaffen, geschweige denn ernsthaft anzufangen.

Ich sage es Ihnen, wie es ist: Entweder Sie fangen an und machen es richtig, oder streichen Sie es von Ihrer Zieleliste, sonst deprimiert es Sie nur.

Stellen Sie sich folgende Frage: Was brauchen Sie, um Ihr Ziel zu erreichen? Und was brauchen Sie nicht?

Nach meiner Erfahrung braucht es: Zeit, Ehrgeiz, Disziplin, viel Sport und gesundes Essen, und das monate- und jahrelang!

Wenn Sie bereit für den Weg – Gesundheit und Fitness – sind, dann stellen Sie sich folgende Frage: Woher bekommen Sie das, was Sie brauchen?

Notieren Sie alles, was nötig ist.

Wenn Ihnen der Preis für Ihr Ziel zu hoch ist, dann streichen Sie es aus Ihrer Wunschliste, das erleichtert und befreit Sie.

Ich kenne viele Menschen, die seit Jahren abnehmen wollen oder denken es zu wollen, und die immer enttäuscht sind, weil sie es nicht schaffen. Und dann verfallen sie in Selbstmitleid und das ist nicht schön.

Sie werden das ein oder andere Opfer für Ihr Ziel bringen müssen. Sorry, das ist die Wahrheit.

Sie werden beispielsweise auf regelmäßigen Alkoholkonsum verzichten müssen, wenn Sie fit und schlank werden wollen. Oder statt fünf Mahlzeiten am Tag nur zwei oder drei zu sich nehmen. Statt abends auf der Couch sitzen ist dann vielleicht Laufen angesagt und morgens ein Krafttraining, damit der Rücken stark wird.

Wollen Sie das alles wirklich tun?

Wenn Sie mit JA antworten, sind Sie auf dem Gewinnerweg und es wird sich bezahlt machen.

Wo wollen Sie sein? Neue Wege gehen

Eine Frage hätte ich dann noch an Sie: Wie sieht Ihr Leben aus, wenn Sie Ihr Ziel erreicht haben?

Stellen Sie sich vor: Sie haben es geschafft! Sie sind gesünder, schlanker, fitter, haben mehr Muskeln – pure Power.

Stellen Sie sich das vor. So werden Sie sein. Das alles ist möglich, wenn man bereit ist, Opfer zu bringen.

Sind Sie bereit?

Wenn ja, halten Sie an Ihrem Ziel fest.

Aber durch Wünschen allein werden Sie es nicht schaffen. Deshalb: Geben Sie täglich Ihr Bestes. Versuchen Sie, jede Mahlzeit – so gut Sie können – als natürliche Mahlzeit zu wählen. Jeden Tag haben Sie die Chance, mehr Alltagsaktivitäten in Ihr

Leben zu lassen. Es liegt in Ihrer Macht, Ihre Lebenszeit so zu nutzen, dass Sie es schaffen.

Ich weiß, dass Training, beziehungsweise Sport, manchmal lästig sein kann. Aber ich sage Ihnen eins: Training bewältigen wir am besten, wenn wir es präzise, sauber und schnell erledigen.

Essen ist am gesündesten, wenn es selbst zubereitet wird und nicht aus der Packung kommt.

Meine Erfolgsformel

Bleiben Sie am Ziel dran, trainieren und essen Sie heute, so gut Sie können!

Rückschläge sind normal und das ganze Leben ist wie eine Trainingseinheit.

Der schlimmste Fehler, der passieren kann, ist, verkrampft nur an das Ziel zu denken.

Es sind Prozesse, kleine Schritte auf dem Weg zum Ziel. Ja, es kann ein langer Weg sein.

Falls es mal nicht so klappt, stellen Sie sich folgende Fragen:

- Was kann ich alles verbessern?
- Wer kann mich unterstützen?
- Welcher Sport macht mir am meisten Spaß?

Vernachlässigen Sie nie die Gegenwart, der Prozess findet im Hier und Jetzt statt. Perfektionismus bei körperlichen Zielen ist fehl am Platz.

Sie werden nicht in drei Monaten schlank, und Ihre Rückenschmerzen können Sie nicht mit einmal Training pro Woche in den Griff bekommen. Das Sixpack wird so gut wie kein Mensch erreichen. Und beurteilen Sie Ihre Leistung nie anhand der dummen Zahl auf der Waage. Die sagt erst einmal gar nichts aus.

Aber mit Geduld bekommt jeder den Körper, den er sich erarbeitet – und somit verdient. Jeder bekommt den Rücken, der ihm Halt gibt, und Stressabbau ist leichter, als man denkt.

Welches Ziel verfolgen Sie für Ihren Körper? Haben die bisherigen Strategien Sie Ihrem Ziel näher gebraucht? Wenn nein, schlagen Sie einen neuen Weg ein. Jetzt!

1.5 Eine Kultur der Rituale

Hat etwas keinen Termin, findet es nicht statt. Wir Menschen haben viele Rituale, positive wie negative, über Jahre haben wir diese verfestigt. In diesem Abschnitt zeige ich Ihnen, wie wichtig Gesundheitsrituale sind. Im Alltag, im Urlaub und bei der Nahrung gibt es viele, teilweise automatisierte Rituale, die wir analysieren und, wenn nötig, austauschen sollten.

Schreiben Sie alle Ihre Rituale auf, Ihre Gewohnheiten und bewerten Sie diese mit ›gut für die Gesundheit‹ oder ›kann krank machen‹.

Beobachten Sie sich morgens: Wie startet Ihr Tag?

Hektisch, schnell, ohne Frühstück aus dem Haus und dann beim Bäcker etwas kaufen, was man nicht Lebensmittel nennen kann?

Wenn Sie das machen, fünf Tage die Woche, ist das ein sehr starkes Ritual. Es kann Sie über Jahre dick und krank machen.

Wie sieht es zwischendurch aus? Snacken Sie, obwohl es nicht nötig ist? Ich weiß, Sie brauchen das wegen der Konzentration. :-)

Mittags der Italiener, abends Brotzeit und beim TV noch etwas Nüsse, Käse und Wein.

Wenn das Ihr Alltag ist, dann wünsche ich Ihnen viel Erfolg und Glück beim Gesundbleiben.

Alte Rituale ersetzen

Wie wäre es, wenn Sie die alten Rituale ersetzen?

Morgens eine kleine Laufeinheit? Oder Dehnen, leichte Übungen und dann ein leckeres, gesundes Frühstück?

Ja, ich höre Sie schon sagen, dass Sie dafür keine Zeit haben. Kleiner Tipp: Sie können den Wecker auch 30 Minuten früher stellen.

Alles, was Sie tun oder nicht tun, hat Konsequenzen für Ihre Figur, Fitness und Gesundheit. Bewegungsmangel und Fehlernährung führen zu degenerativen Erkrankungen.

Das ist Fakt und trifft jeden Menschen. Bewegungsmangel ist ein anerkannter Risikofaktor. PUNKT!

Neue Rituale

Ihr Training sollte ein Ritual werden. Egal, für welchen Trainingsweg Sie sich entscheiden.

Erfolg erzielen Sie nur, wenn Sie – was auch immer Sie tun – es dauerhaft und konstant durchführen.

Es braucht wiederkehrende Abläufe und Tätigkeiten, die Sie in den Wochenrhythmus integrieren. Damit Sie sich selbst konditionieren.

Mein Personal-Training ist so eine Konditionierung. Der Klient vereinbart immer einen fixen Termin zur gleichen Zeit und am selben Wochentag. Das hat den Vorteil, dass er immer dranbleibt und von Termin zu Termin die Verbesserungen spürt und sieht.

Die meisten Menschen geben auf, bevor Erfolge entstehen. Mit einem Trainer an der Seite ist die Wahrscheinlichkeit deutlich geringer, dass sie abbrechen.

Ihr Training fest in die Woche planen, ist Pflicht. Ohne feste Trainingszeiten funktioniert es nicht. Oft hilft es, drei Monate lang Einzeltrainings zu buchen, um in den Rhythmus zu kommen und Fortschritte zu sehen.

Natürlich gibt es Menschen, die sehr ehrgeizig sind und das erst einmal allein schaffen, aber oft kommt ja im Leben etwas dazwischen und oft ist alles, was dazwischenkommt, wichtiger als ein schweißtreibendes Training.

Ich plane jeden Sonntag meine Woche. Mein persönliches Ziel ist es, zweimal lange Ausdauereinheiten zu machen, um mein Herz zu stärken und dreimal Krafttraining, um mich zu formen und meine Gelenke zu schmieren; danach wird intensiv gedehnt. Das alles plane ich FEST in meinen Kalender ein und mache es dann auch. Es kann nichts dazwischenkommen, weil mir mein Körper und meine Gesundheit wichtig sind.

Planen Sie Ihr Training und bestimmen Sie selbst über Ihre Zeit.

Das Gleiche gilt für die Essenszeit. Auch dafür sollten wir uns Zeit nehmen. Lebensmittel sind, wie der Name schon sagt, Nährstoffe aus der Natur, lebendig, frisch und guttuend.

Wenn wir keine Zeit zum Essen haben, dann sollten wir es einfach sein lassen und warten, bis wir Zeit haben.

Jeder, der eine gute Figur haben möchte, sollte sein Essen planen, selbst zubereiten und nicht ständig zwischendurch essen. Sie werden beim Bäcker, Metzger und in Burger-Läden keine Gesundheit finden.

Essen ist ein schönes Ritual und sollte genossen werden und nicht zwischendurch passieren.

Ich beobachte Menschen, die hektisch und schnell gehen und sich währenddessen schnell irgendwas in den Mund schieben. Was soll das denn? Nehmen diese Personen überhaupt wahr, dass sie essen? Ist es sinnvoll, beim Laufen, beim Gehen Nahrung aufzunehmen? Ist unser Verdauungstrakt dafür ausgelegt? Essen diese Menschen auch beim Sex?

Ja, diese Menschen sagen, sie haben keine Zeit. Tatsache ist: Sie nehmen sich keine Zeit.

Wir sollten uns alle unser Verhalten ansehen. Wann esse ich? Was esse ich? Bereite ich es selbst zu? Esse ich automatisch, ohne es wahrzunehmen?

Planen Sie Ihre Mahlzeiten, gehen Sie so einkaufen, dass Sie gute Lebensmittel zu Hause haben. Der Einkauf, das, was Sie zu Hause haben, ist entscheidend für Ihre Figur und Gesundheit.

Ja, auch ein Stück Schokolade gehört ab und an dazu. Da bin ich ganz bei Ihnen.

Sie haben es in der Hand

Mit Nahrung können wir uns über Jahre hinweg gesund oder krank essen. Mit Bewegung und Training haben wir Einfluss auf unsere Muskeln, Sehnen, Bänder, Knorpel und Knochen. Wie stark wir sein wollen, und wie wir aussehen möchten, haben wir selbst in der Hand.

2

WEIT VERBREITETE STRATEGIEN, DIE NICHT FUNKTIONIEREN

IN DIESEM KAPITEL ZEIGE ICH, WIESO DIE SIEBEN AM WEITESTEN VERBREITETEN STRATEGIEN ZU FITNESS, GESUNDHEIT UND GEWICHT BZW. FIGUR NICHT FUNKTIONIEREN — UND MIT WELCHEN STRATEGIEN SIE STATTDESSEN ERFOLGREICH SIND.

2.1 Silvester – neues Jahr, neues Glück?

Sie möchten dieses Jahr Ihre Gesundheit, Ihren Körper wieder auf Vordermann bringen. Sie wünschen sich, neu zu starten. Fitter, gesünder und leistungsfähiger zu werden.

Sehr gut! Das ist eine kluge Entscheidung.

Aber ich bitte Sie: Machen Sie niemals den Fehler, den fast alle Menschen am Anfang jedes Jahres machen.

Sie wollen sofort alles verändern. Jede Gewohnheit, die sich über Jahre verfestigt hat, meistens unbewusst wie beispielsweise ungesundes Ess- und Bewegungsverhalten, soll jetzt gebrochen werden. Jetzt und sofort.

Machen Sie es nicht.

Ihr Verstand und Körper wird es nicht aushalten, und Ihre alten Gewohnheiten werden zurückkehren. Das garantiere ich Ihnen!

Viele Menschen betreiben einen solch extremen Umbruch und glauben, parallel dazu wird alles anders sein, das ganze Leben soll ab jetzt anders sein.

Das wird nicht klappen.

Es werden sich keine Erfolge einstellen. So ist es immer und wird es immer sein, und doch fallen wir jedes Jahr aufs Neue drauf rein.

Wenn Sie noch nie trainiert haben, muss ich Ihnen die Illusionen nehmen, alles schaffen zu können (in ein paar Wochen). Das klappt nicht. Sie haben Ihre jetzige Figur, Gesundheit oder Fitness auch nicht in sechs Monaten erworben, sondern Jahre lang nicht darauf geachtet, und nun stehen Sie an einem Punkt, an dem Sie so nicht mehr weiter machen wollen. Wenn Sie das bewusst wahrnehmen, ist das schon mal sehr klug. Aber Sie können niemals, niemals alles auf einmal komplett verändert. Sie haben Ihre Gewohnheiten über Jahre verfestigt. Diese haben sich in Ihr Leben geschlichen. Ich glaube nicht, dass jemand bewusst sagt: Ab sofort werde ich nur noch wenig Bewegung und kein Training machen, und ich schaue, dass ich über die Jahre hinweg Körperfett ansammle.

Deshalb ist meine Bitte an Sie: Gehen Sie in Schritten, in vielen kleinen Schritten, ab jetzt ein Leben lang den Weg, der Sie zu Ihrem Ziel bringt. Wenn Sie mit 110% im Sprint einen gesunden und fitten Körper mit einer hübschen Figur erreichen wollen, wird das nicht klappen. Meine Erfahrung sagt klar: Die Menschen, die am Anfang des Jahres ungeduldig und schnell starten wollen, scheitern – und das gnadenlos. Immer. Jedes Mal.

Nur 5 bis 10% der Menschen, die sich vornehmen, Ihren Körper zu verändern, erreichen nennenswerte Erfolge.

Das heißt im Klartext: 90% schaffen es nicht. Die hohe Anfangsmotivation verfliegt. Spätestens im März ist es vorbei. Sicherlich hat es auch damit zu tun, dass viele Menschen nicht bestens betreut und aufgeklärt werden.

Ich frage Sie: Warum nehmen Sie sich nicht ein bis zwei Jahre Zeit und integrieren die guten Gewohnheiten in Ihr Leben. Der wahre Weg ist der, bei dem man seinen Körper kennenlernt und mit guter Nahrung versorgt und schweißtreibende Trainingseinheiten absolviert, und zwar ein Leben lang.

Nehmen wir an, Sie haben jetzt beispielsweise zehn Jahre erfolgreich gesessen, Ihre Muskeln, Sehnen, Bänder, Knorpel sind nicht mehr die Fittesten. Sie könnten jetzt mit einer Hauruckaktion Schaden in Ihrem Körper anrichten. Ja, Ihr Körper, der über die Jahre nicht genutzt und ausreichend belastet wurde, könnte jetzt mit unklugem Training kaputt gehen. So ist das nun mal.

Nehmen wir mal ein Beispiel: Viele Menschen, die abnehmen wollen, fangen mit dem Laufen an. Was ich sehr willkommen heiße. Nicht, weil man beim Laufen gleich abnimmt, sondern weil es wirklich klug ist, seinen Bewegungsapparat laufenderweise zu trainieren.

Die Frage ist: Muss es gleich täglich eine Stunde sein? Muss es gleich eine 6er Pace sein? Die Muskulatur ist nicht bereit, von 0 auf 100 zu starten. Die Wade, die Achillessehne und oft auch der Rücken machen sich bemerkbar und das macht doch keinen Spaß. Es wäre viel schlauer, am Anfang seine Muskeln gezielt aufzubauen und parallel dazu sehr langsam und nicht zu lange am Stück mit dem Joggen zu beginnen.

Kürzer laufen, langsam laufen und das beständig. Aber ich kenne das Problem der meisten, sie denken: »Wenn ich laufe und das zügig, nehme ich ab. Laufen bringt nur was, wenn ich schnell bin.«

Das sind absolute MÄRCHEN. Es stimmt einfach nicht.

»Und wenn ich nicht abnehme, dann gebe ich auf.« Das ist oft die innere Haltung sehr vieler Menschen. Das geht völlig an der Realität vorbei.

Wenn Sie Ihre Ernährung verändern wollen oder – besser gesagt – die Essgewohnheiten einmal kritisch unter die Lupe nehmen, dann möchte ich Ihnen gratulieren. Ich bitte Sie nur um eines: Erzählen Sie sich selbst keine Märchen wie »Ich will zwölf Kilogramm in vier Wochen abnehmen.« Das wird nicht klappen, es wird mit solch einer hirnrissigen Strategie nie klappen. Sie werden höchstens Muskeln verlieren, gereizt und hungrig werden, Ihren Partner oder andere Menschen mit Ihrer schlechten Laune nerven. Und dann wird das Gewicht nicht schnell genug runtergehen und Sie geben auf. Und dann kommen noch oft unqualifizierte Aussagen wie: »Das bringt alles nichts.« oder »Macht keinen Spaß.«

Ich weiß: Ziele müssen nicht immer realistisch sein, man soll auch träumen dürfen. Aber es gibt nun einmal körperliche Regeln, um die kommen wir nicht herum.

Ich mache es Ihnen ganz einfach:

Essen Sie Lebensmittel, die in der Natur vorkommen und kaum verarbeitet sind.

- Trinken Sie reichlich Wasser.
- Essen Sie täglich Gemüse, Salat und Obst, bevorzugen Sie Fisch und selten Fleisch, dazu etwas Reis, Kartoffeln, Vollkornnudeln.
- Essen Sie nicht zwischendurch.
- Das ist jetzt nicht 100% vollständig, aber das ist grob die Richtung.

Ich möchte Ihnen etwas ganz Wertvolles sagen:

Die meisten Menschen überschätzen, was in sechs Monaten machbar ist, aber unterschätzen gewaltig, was in zwei Jahren möglich ist.

Es ist frustrierend, wenn man sich ein unrealistisches Ziel setzt und dann gnadenlos scheitert.

Woher haben die meisten Menschen überhaupt die ganzen Informationen, wie sie ihren Körper schlank, fit und gesund bekommen? Woher wissen sie, wie ihr Körper auf Training und gute Nahrung reagiert? Google? Der Nachbar, die Freundin, Fantasien? Es ist unmöglich, mit Strategien aus der Gegenwart die Zukunft neu zu erfinden. Ohne Wissen, Erfahrung und einer Strategie kommen die meisten nicht raus aus der selbst gestellten Falle.

Es gibt auch keine Pauschalformeln, wie Sie oder ich trainieren und essen sollen.

Jeder Mensch ist anders und tickt vor allem auch anders. Frau, Mann, alt, jung, dick, dünn, Rückenschmerzen, Süchte, Gewohnheiten, alte Muster und Glaubenssätze: Jeder Mensch hat ein anderes Umfeld, eine andere Geschichte und wurde über Jahre konditioniert.

Wie funktioniert Abnehmen eigentlich?

Es ist ganz einfache Mathematik: Weniger essen, mehr verbrauchen.

Es klingt jetzt zu einfach, um wahr zu sein, aber das ist die Wahrheit.

Es gilt, im neuen Jahr, gesundes Essen und Bewegung in sein Leben zu bringen. Das ist die Lösung.

Machen Sie bitte am Anfang des Jahres nicht den Fehler, voreilig eine Fitnessstudio-Mitgliedschaft abzuschließen.

Ich finde es sehr amüsant, wenn Menschen voreilig und schnell eine Mitgliedschaft in einem Fitnessstudio abschließen, mit der Annahme ›Fitnessstudio = schlank und fit‹. Aber dazu später mehr …

Es ist schon fast ein Massenphänomen: Das neue Jahr startet, und alles wird anders. Mit den Strategien der Vergangenheit bleibt aber alles gleich. Sie müssen anders und neu denken, etwas, was Sie noch nie gedacht haben. Nur so können Sie es schaffen.

Planen Sie Ihre Gesundheit. Wo stehen Sie jetzt, und wo wollen Sie hin?

Einen starken und schlanken Körper aufzubauen, ist wie einen Berg besteigen. Sie stehen erst einmal unten, und es wird anstrengend werden, bis Sie den Gipfel erreichen.

Glauben Sie nicht diesen dummen Werbesprüchen. »Mit Leichtigkeit abnehmen. Ihr Stoffwechsel ist schuld. Fit in zwölf Wochen …« Das sind alles Lügen. Wenn es so leicht wäre, würde es jeder schaffen. Aber wir sehen draußen die Beweise, dass es eben nicht jeder schafft.

Nehmen Sie sich bitte die Illusion, in kurzer Zeit alles

schaffen zu können. Sie und Ihr Körper sind bis zum Tod zusammen, und diese Zeit können Sie nutzen, um ihn täglich ein Stück besser zu machen.

Auch fanatisches Essverhalten hilft nicht. Vom ausschließlichen Salatessen werden Sie genauso wenig schlank, wie eine Pizza Sie sofort dick macht.

Langfristig und regelmäßig trainieren, Alltagsaktivitäten hochfahren und dazu achtsam essen. Das ist die Zauberformel.

Ich weiß: Sie werden es schwer haben, vor allem weil die Industrie uns Märchen verkauft in Form von Ernährungsumstellungsprogrammen und Pulvern, die in Wahrheit getarnte Diäten sind. Aber merken Sie sich eines: Mit jeder Diät, die wir machen, verabschieden wir uns ein Stück mehr von einem gesunden und schlanken Körper.

Viele Menschen wollen an die Illusion der Abkürzung glauben und es muss immer schnell gehen. Sie dürfen gern daran glauben, aber leider gibt es keine Abkürzung. Es ist und bleibt eine Lebensaufgabe. Kein Projekt, das schnell beendet ist.

2.2 Gewusst, wie

Die richtige Lauftechnik, Trainingsmaschinen für zu Hause, Zusammenstellung der Übungen, Pausenzeiten, Atemtechnik, Höhe der Gewichte, wie viel Trainingswiderstand darf es sein? Ablauf des Trainings – wie baue ich Übungen sinnvoll hintereinander auf? Welche Art des Widerstandes braucht es? Theraband oder Seilzug oder doch das eigene Körpergewicht?

Vielleicht doch die Hantel, wie gehe ich mit verletzten Strukturen um?

Welcher Trainingsreiz ist der Optimale, um meinen Rücken zu stärken?

Was ist zu gering, das heißt, es passiert nichts oder kaum was? Und welcher Trainingsreiz ist schädlich, sodass ich mich verletze?

Wie oft muss ich trainieren? Regeneration, stimmt, da war was, und der Puls?

Wie lange sollte eine Trainingseinheit dauern?

Wie viele Übungen dürfen es pro Muskelgruppe sein?

Macht es einen Unterschied, ob ich ein, zwei- oder dreimal pro Woche trainiere?

Sollte da das Training anders sein? Krafttraining, Gymnastik, allgemeine Fitness oder Walken: Was brauche ich für mein Trainingsziel?

Vielleicht reicht ja zweimal pro Woche Yoga und Joggen?

Sie können das alles nicht wissen, und Sie werden auch nur mit einem Profi auf die für Sie richtigen Antworten kommen.

Wissen kann das alles nur ein Trainer, der über Jahre und Jahrzehnte Schulungen und Seminare besucht. Die Antworten auf diese und noch viel mehr Fragen können Sie nicht googeln.

Es gibt so viel zu beachten, und man kann so vieles falsch machen. Es ist aber gar nicht Ihre Aufgabe, das alles zu wissen und schon gar nicht zu planen. Dafür gibt es Trainer. Mit der richtigen Hilfe ist es einfach und klar.

Viele Menschen trainieren entweder zu unterschwellig, sodass kaum etwas passiert, oder sie machen viel zu viel von einer Trainingsart oder trainieren mit zu hohen Belastungen, zu schnell und zu lang – und schaden sich so.

Es braucht einen guten Mittelweg. Das Equipment muss gut gewählt und das Training besonders für den Starter gut aufgebaut werden.

Viele denken, sie wüssten, wie es geht.

Ich frage mich oft. Woher? Woher will ein Nicht-Trainer das alles wissen?

Sich auf dieses Pseudowissen zu verlassen, ist ein Riesenfehler, wenn man seinen Körper gesünder und fitter machen will.

Wenn Sie kein Architekt sind: Würden Sie Ihr Haus selbst planen? Wenn Sie kein Kfz-Meister sind: Würden Sie den Motor Ihres Autos selbst auseinandernehmen? Ich glaube nicht.

Aber beim Körper, da machen wir Experimente?

Wenn Sie Glück haben, haben Sie einfach keinen oder wenig Trainingserfolg. Aber viele fügen sich Schäden zu, mit Geräten, die nicht zu ihnen passen oder mit Übungen, die sie mit zu viel Last machen (auch das Körpergewicht kann da zu viel sein)

Aufwärmen, das machen auch nur wenige. Oder denken, fünf Minuten Ergometer reichen. Und sie wärmen ihre Strukturen nicht lokal auf, benutzen ihre Gelenke nicht im vollen Bewegungsumfang, bauen sich selbst Dysbalancen auf.

Ich könnte darüber ein ganzes Buch schreiben. Ich kann es aber auch in einem Satz sagen: Bitte holen Sie sich Rat von einem Trainer, in einem Seminar oder einem Fachbuch.

Ihr Körper, Sie, Ihre Gesundheit sollten es Ihnen wert sein. Holen Sie sich professionellen Rat.

2.3 Abnehmen ohne Sport

Der Mensch ist eine Energiespar-Maschine, was erst einmal Sinn macht. Energie aufnehmen und speichern für schlechte Zeiten, ja das war einmal. Heutzutage führt dieser Weg jedoch oft in eine Sackgasse. Viele Menschen mit Übergewicht wollen wirklich abnehmen und es schaffen. Aber Lust auf Sport haben die wenigsten, was ich verstehen kann.

Im Fitnessstudio finden sich meist, ich nenne sie jetzt mal ›normal gewichtige Menschen‹, ohne hier jemand angreifen zu wollen. Und dann gibt es noch die ›Pumper‹, die stark und gemeingefährlich aussehen, die Ihnen aber in Wahrheit sogar helfen würden, wenn Sie sich in den Schwere-Hanteln-Bereich wagen würden, aber das ist ein anderes Thema. Und für Übergewichtige kann es sein, dass sie viele Blicke ernten und schnell in eine Schublade gesteckt würden. Was total falsch ist. Je schwerer der Körper ist, je stärker erkrankt und vielleicht degeneriert der Mensch ist, desto schwerer fällt es, sich sportlich zu betätigen.

Aber Abnehmen ohne Training ist doof. Ich unterscheide zwischen Sport und Training. Sport, wie zum Beispiel Fußball oder Tennis, ist nicht gleichzusetzen mit Training – und vor allem nicht mit Krafttraining. Echtes Training ist ein Muss, wenn man gesund abnehmen will, und der beste Zugang, um seinen Körper zu formen und sein Gewicht effektiv und nachhaltig zu stabilisieren.

Im Klartext: Sie müssen trainieren. Muskeln erhöhen den Grundumsatz und sorgen dafür, dass es Ihnen besser geht und dass Sie die Sache natürlicher angehen. Der Mensch ist für Bewegung und Belastung gebaut.

Aber warum machen es dann so wenig Menschen? Was spricht dagegen?

Ich habe häufig erlebt, dass Menschen, die abnehmen wollen, einen ganz großen und fatalen Fehler machen. Sie denken, wenn sie trainieren, purzeln die Pfunde. Und wenn sie nicht purzeln, bringt das alles nichts. Das ist viel zu kurz gedacht und absolut falsch.

Alle Menschen haben einen Ruheumsatz. Das ist die Menge an Kalorien, die nötig ist, um ihre Körpertemperatur und lebenserhaltenden Systeme am Laufen zu halten.

Der Ruheumsatz eines Mannes beträgt ca. 1.500 Kilokalorien und der einer Frau 1.380 Kilokalorien. Das sind etwa 200 Kilokalorien pro Tag weniger als damals, als unsere Vorfahren noch Fischer, Jäger und Sammler waren. Wir brauchen heute pro Tag weniger, weil wir weniger Muskeln haben.

Ihr Ruheumsatz hängt hauptsächlich von Ihrer Muskelmasse ab. Und davon, wie aktiv Sie diese benutzen. Ja, auch das Gehirn und die inneren Organe brauchen etwas. Aber Ihre Muskeln und die Bewegung sind der Schlüssel. Zusätzlich gibt es dann noch den Leistungsumsatz, der angibt, wie hoch ihre Aktivitäten im Alltag sind. Der wird aber von fast allen Menschen massiv überschätzt. Kurz gesagt: Wir bewegen uns alle zu wenig.

Ihre Muskeln sind noch viel mehr als ein Bewegungsorgan. Sie sind Ihr Schutz, Ihre Abwehr, Ihr Stoffwechsel, Ihre Lebensversicherung. Ihre Muskulatur hat außerdem Einfluss auf Ihre Lebenserwartung.

Abnehmen ohne Sport, allein diese Aussage sollte verboten werden!

Sie sollten mindestens ein Jahr lang beim Training bleiben, zwei- bis dreimal pro Woche – das ist das ganze Geheimnis. Wir können keine Riesenerfolge in ein paar Wochen erzielen.

Was spricht dagegen, regelmäßig zu trainieren? Was spricht dagegen, seinen Körper schön zu formen und gesünder zu werden durch Training?

Abnehmen ohne Sport, wenn ich das in Anzeigen lese, könnte ich mich übergeben. Das ist einfach dumm und falsch und soll den Menschen etwas verkaufen. Ich bin mir zu 100% sicher, dass es sich dabei um Pillen, Shakes oder Pulver handelt. Ergänzt werden soll das mit einer Diät. Sorry, man spricht natürlich von einer ›Stoffwechsel-Optimierung‹, es ist ja eine Umstellung und keine Diät. Der Witz des Jahrhunderts.

Aber jetzt kommt das ganz große Aber. Abnehmen ohne Sport funktioniert. Sie werden Gewicht verlieren und nicht nur das: Sie werden auch alles andere verlieren, Muskeln, Kraft und Gesundheit. Deshalb entscheiden Sie sich klug.

Jetzt kommt noch ein Gedankenspiel: Kann man abnehmen nur mit Sport?

Alles so lassen, wie es ist, und einfach mit dem Training anfangen. Was passiert dann?

Sie werden mehr Kraft haben, Muskeln aufbauen, vielleicht sogar am Anfang etwas zunehmen (Muskeln wiegen mehr als Fett).

Der Zugang zu sich, zu seinem Körper ist mit gutem Training möglich. Aber wenn Sie abnehmen wollen, dann müssen Sie zusätzlich die Ernährung umstellen. Es ist simple Mathematik: Mehr verbrennen und weniger zuführen. Kein Geheimnis. Aber oft, sehr oft ist es einfacher, erst einmal in Bewegung zu kommen, um dem Körper das richtige Signal zu senden. Und das führt meist dazu, dass wir dann auch gesünder essen.

Menschen, die sich gegen Sport, Bewegung und Training entscheiden, verweigern es ihrem Körper, gesund zu bleiben.

Ein aktiver Körper ist ein gesunder Körper. Wenn Sie abnehmen wollen, müssen Sie in Bewegung kommen und das auch bleiben. Es muss kein intensiver Sport sein. Es reicht, wenn Sie schwimmen, Rad fahren, spazieren gehen, und das nicht nur am Wochenende, sondern am besten täglich.

Ich gebe zu: Es klingt schon verlockend. Abnehmen ohne Sport, am besten ohne Anstrengung und Hungern. Aber sind wir doch mal ganz ehrlich. Sie und ich ahnen doch, dass da etwas nicht stimmt. Zunehmen ohne Sport, das wäre eine korrekte Aussage. Zunehmen durch zu wenig Bewegung und zu viel Essen und das über Jahre – das ist das Problem. Bewegung und Sport sind das A und O. Wenn Sie abnehmen wollen, erfordert es viel Geduld, sehr viel Geduld und das über einen langen Zeitraum, mit einer negativen Energiebilanz, mit Alltagsaktivitäten und Training.

2.4 Figur- und Fitness-Märchen

»Thomas, welche Diät ist die beste?«

Meine Antwort: »Keine Ahnung, was für Sie am besten ist. Was schmeckt Ihnen denn am besten?«

Wer glaubt, dass sein Ernährungskonzept das Beste ist, der hat nur in einer Sache recht. Es ist das Beste für ihn selbst. So einfach ist es, sonst würde er es nicht empfehlen.

Und jeder Anbieter ist überzeugt (oder wurde vom Hersteller überzeugt), dass das, was er verkauft, keine Diät ist. Denn heutzutage weiß jeder, dass Diäten einfach nur schlecht sind.

Deshalb heißt es ab jetzt: Stoffwechselumstellung, Ernährungsoptimierung oder das Uschi-Programm. Das Uschi-Programm ist mit das liebste: Uschi hatte 120 Kilogramm auf den Rippen gehabt und es dann geschafft, normal zu essen, und wiegt wieder 70 Kilogramm. Jetzt denkt sie, ihr Konzept wäre das einzig Wahre für alle. Sorry, Uschi, zu kurz gedacht.

Ich finde es wundervoll, wenn Menschen etwas selbst schaffen. Aber dann als Ernährungspapst andere bekehren und missionieren wollen, das halte ich für gefährlich.

Warum sehe ich Diäten so kritisch? Wegen des Jo-Jo-Effekts?

Nein, weil die meisten Menschen, die abnehmen wollen, betrogen werden. Ihnen werden Unwahrheiten verkauft. Ich sage Ihnen: Kein Mensch braucht eine Diät. Außer man ist krankhaft übergewichtig, sodass man extrem schnell handeln muss, weil es um Leben und Tod geht.

Die Frage, die wir uns stellen können, lautet: Warum werden Menschen dick?

Soll es so sein? Ist das für manche der Sinn des Lebens? Warum nicht?

Muss jeder Mensch abnehmen? Nein, muss er nicht!

Ich als Personal Trainer sage das. Niemand muss abnehmen. Niemand muss eine Diät machen.

Wenn Sie den Preis für Ihren Genuss bezahlen wollen, ist das völlig in Ordnung. Sie und ich dürfen zunehmen. Und wenn Essen der Sinn des Lebens ist, dann gratuliere ich Ihnen, denn viele Menschen sind auf der Suche nach dem Sinn ihres Daseins. Wenn Essen Sie erfüllt und Ihre Lebensaufgabe ist, finde ich das total in Ordnung. Falls aber Ihr Körper dadurch leidet, bitte ich Sie, sich zumindest mehr zu bewegen und zu trainieren. Wenn Sie schon gerne viel essen und dadurch eventuell körperliche Verschlechterungen verspüren, seien es mehr Entzündungen oder schlechte Blutwerte und ein großer Bauchumfang, dann fordere ich Sie auf, sich dafür mehr und intensiver zu bewegen. Damit Sie lange leben und Spaß am Essen haben.

Aber – jetzt kommt das Aber –, wenn Sie trotzdem abnehmen wollen, dann brauchen Sie eventuell Unterstützung. Jemand, der Sie begleitet, einen Coach, einen Mentor, aber bitte keine Diät.

Im Folgenden beschreibe ich einige verlockende Konzepte, die sich richtig gut verkaufen und die kein Mensch wirklich braucht.

1. Braucht keiner wirklich: Stoffwechselmessung

Viele Anbieter behaupten, Ihr Stoffwechsel sei kaputt, nicht in Ordnung, der Übeltäter. Dann messen sie ihn, um Ihnen Ernährungsempfehlungen zu geben oder (genauer gesagt) einen teuren Ernährungsplan und Nahrungsergänzungsmittel zu verkaufen. Dass der Stoffwechsel die Ursache ist, klingt vielleicht erst einmal logisch. Das führt aber dazu, dass Sie glauben, mit Ihnen stimme etwas nicht. Natürlich gibt es Stoffwechselstörungen und -erkrankungen, die sollte dann aber Ihr Arzt therapieren. Ihr Stoffwechsel ist ein sehr komplexes Thema und lässt sich nicht so einfach pauschal messen. Falls Sie wirklich erkrankt sind, bitte ich Sie, zum Arzt zu gehen.

Die Anbieter, von denen hier die Rede ist, messen Ihren Grundumsatz oder Energiestoffwechsel. Sie messen, was Ihr Körper in Ruhe an Energie braucht, um zu überleben. Der Grundumsatz ist abhängig von Ihrer Körpermasse, Ihrem Geschlecht, dem Alter, Ernährungszustand und der Wärmeproduktion.

Manche Anbieter messen auch gleich Ihren Leistungsumsatz, der sich aus Ihren beruflichen und sonstigen Tätigkeiten ergibt. Danach kennen Sie Ihren Tagesumsatz.

Jetzt wird es spannend. Anhand dieser Daten bekommen Sie einen individuellen Plan (der allerdings meist einfach mithilfe von Algorithmen in zwei Minuten erstellt ist) und der dafür sorgt, dass Sie weniger Energie zuführen, als Sie verbrauchen. Und damit nehmen Sie ab. Das heißt nicht, dass der Stoffwechsel nicht stimmt, es ist keine Messung mit ›Reparaturanleitung‹. Es ist nichts anderes als eine negative Energiebilanz mit ausreichend guten Nährstoffen.

Eigentlich ist es ja in Ordnung, wenn damit jemandem geholfen wird. Aber dafür dann mehrere hundert Euro zu nehmen, finde ich überzogen. Ebenso, dass Behauptungen aufgestellt werden, dass etwas kaputt ist, nicht funktioniert und mit einem Plan wieder repariert wird. Ich finde es nicht fair, wie mit übergewichtigen Menschen Geschäft gemacht wird. Studien zeigen klar, dass die meisten es nicht schaffen, damit langfristig ihr Gewicht zu reduzieren. Deshalb kann man sich den Kauf der Pläne sparen.

Ihr Ziel sollte stattdessen sein, mit Krafttraining Ihren Grundumsatz dauerhaft zu erhöhen, Ihren Tag aktiver zu gestalten und sich mit gesundheitsfördernden Lebensmitteln zu versorgen. Sie wollen Ihre Stoffwechselrate erhöhen? Mehr Fett verbrennen? Ihren Körper schön formen? Dann müssen Sie trainieren und Ihre Alltagsaktivitäten täglich erhöhen. Nur Ihre Muskeln haben eine aktiv formende Funktion, und ganz nebenbei ist die Skelettmuskulatur das größte Stoffwechselorgan.

Wenn Sie Ihren ›Stoffwechsel‹ oder besser gesagt Grundumsatz messen wollen, können Sie eine bioelektrische Impedanzanalyse (BIA) machen. Danach wissen Sie, wie Ihr Körper zusammengesetzt ist und an welchen Stellschrauben Sie intensiver arbeiten sollten. Es gibt auch die Möglichkeit einer Atemgasanalyse, dann können Sie messen, wie effektiv Sie was verbrennen.

Die Frage ist aber, brauchen Sie das wirklich? Reicht nicht der Spiegel? Der zeigt Ihnen doch genau, wo es hakt. Sie wissen doch selbst am besten, ob Sie öfter als dreimal am Tag essen und ob Sie regelmäßig trainieren. Sie wissen genau, ob Sie genug Bewegung in Ihrem Leben haben. Sie wissen genau, ob Sie acht Stunden sitzen und das mit ausreichend Bewegung ausgleichen. Wie sieht es mit den 10.000 Schritten täglich aus? Machen Sie das zumindest? Reflektieren Sie Ihren Lifestyle.

2. Braucht keiner wirklich: individuelle Ernährungspläne

Ja, ich selbst habe jahrelang mehrere Konzepte angeboten, Ernährungspläne verkauft, ›Stoffwechsel-Messungen‹ gemacht. Ich als Personal Trainer war immer dagegen, Pläne mit Rezepten für meine Klienten zu schreiben. Erstens dauerte es unglaublich lang, diese selbst zu erstellen, zudem waren dort meistens meine eigenen Lieblingsgerichte enthalten, und diese schmecken natürlich nicht jedem. Und eines ist auch klar: Ich bin kein Koch, ich bin Trainer. Somit entschloss ich mich, Ernährungskonzepte von namhaften Herstellern anzubieten. Deshalb weiß ich ganz genau, von was ich hier berichte.

Aber, wenn es jemandem hilft, mit einem Plan in die richtige Spur zu kommen, dann ist es gut und trägt dazu bei, den Kunden gesünder zu machen. Leider sind solche Pläne zu kurz gedacht, und die Menschen haben es schwer, diese im Alltag umzusetzen – was ich verstehen kann. Meiner Meinung nach sind gekaufte Ernährungskonzepte rausgeschmissenes Geld.

Ich kenne niemanden, wirklich niemanden, der sich lange an einen vorgegebenen Ernährungsplan hält.

Solch ein Plan passt oft nicht zu unserem Leben und den Gewohnheiten, die wir über Jahre verfestigt haben.

Das Leben plant oft etwas anderes mit uns, deshalb gilt es, das eigene Verhalten zu reflektieren und dann Stück für Stück zu verändern. Wir müssen viel tiefer und bewusster Bewegung und Nahrung in unser Leben lassen und keine fertigen Pläne kaufen. Essen ist hoch emotional, wir müssen unser Verhalten und Verhältnis zur Nahrung verändern.

Aber: Ein gekaufter Ernährungsplan kann der Anfang sein. Es kann auch etwas Positives sein, denn damit beginnen Sie, sich mit Ihrer Gesundheit zu beschäftigen. Der erste Schritt, die erste Stufe auf dem Weg zu einem fitten und gesunden Körper. Vielleicht ist der Plan der Impuls, um sich auf die Suche nach dem richtigen Weg zu machen.

Wir haben uns im Studio entschlossen, allen unseren Klienten und Nicht-Klienten einen Ernährungsplan zu schenken. Mir geht es so gegen den Strich, dass in der heutigen Zeit Ernährungspläne verkauft werden, damit Menschen abnehmen. In anderen Teilen dieser Welt gibt es Hungersnot; Menschen sterben, weil sie nicht genug Nahrung bekommen. Und wir geben Geld aus, damit wir nicht zu viel essen. Das passt nicht in meinen Kopf.

Ich schenke Ihnen einen Ernährungsplan. Unter **www.**

thomas-loch.net/eplan können Sie ihn herunterladen. Dafür können Sie gerne Geld spenden für Menschen, die keine Nahrung haben, hungern müssen und deshalb sterben.

Alle zehn Sekunden stirbt ein Kind an den Folgen von Hunger. 690 Millionen Menschen hungern, zwei Milliarden leiden an Mangelernährung – und auf der anderen Seite essen Menschen so viel, dass sie fett und krank werden und dann Geld ausgeben, um wieder abzunehmen.

3. Braucht kaum einer: Nahrungsergänzungsmittel

Veganer und manchmal auch Vegetarier können einen nachweislichen Mangel haben. Hier könnte durchaus eine Ergänzung Sinn machen. Das muss aber ein Mediziner prüfen.

Aber wenn Sie abnehmen möchten oder mehr Muskeln wünschen, können Sie es auch über die Nahrung tun. Natürlich könnte ich auch Eiweiß-Shakes, Pulver und Pillen verkaufen. Aber ich glaube nicht, dass meine Klienten einen nachweisbaren Mangel haben. Eines muss ich Ihnen gleich vorweg mitteilen: Es gibt keine Ergänzung, die bewiesenermaßen hilft, schnell Fett loszuwerden. Ich selbst bin auf der Suche und würde ein Naturprodukt nehmen, wenn es mir hilft, Körperfett schneller loszuwerden. Falls Sie etwas gefunden haben, bitte ich Sie, mir das mitzuteilen. :-)

Sie als Verbraucher werden oft getäuscht, und alles, was der Mensch verspürt, wird von der Industrie als Nachweis für den Mangel gesehen.

Hier ein paar Beispiele:

- Sie sind müde? Dann schlafen Sie länger, machen Sie Wechselduschen, und bewegen Sie sich täglich mehr an der frischen Luft, um Sauerstoff in Ihre Zellen zu lassen. Dafür brauchen Sie keine Pillen.
- Sie nehmen nicht schnell genug ab? Willkommen in der Realität. In der Geduld und in der negativen Energiebilanz liegt das Geheimnis und nicht in Pulvern.
- Sie haben im Knie Arthrose? Dann dehnen und schmieren Sie es täglich 30 Minuten auf dem Hometrainer. Sie haben keinen Hyaluronmangel.
- Sie bauen wenig Muskeln auf und trinken deshalb Eiweiß-Shakes? Dann holen Sie sich einen vernünftigen Trainingsplan, und meiden Sie Alkohol, da dieser Ihr Testosteron senkt, und essen Sie zielorientiert.

Ich möchte Sie hiermit wachrütteln. Für all das gibt es natürlich Tabletten, die Wunder bewirken. Und wenn Sie etwas nehmen wollen, weil es Ihnen wirklich guttut, dann machen Sie das. Denn schließlich muss jeder für sich selbst entscheiden, ob ihm etwas bekommt oder nicht.

Ja, ich selbst nehme auch Ergänzungen wie zum Beispiel:

- Vitamin D (Mangel im Blut nachgewiesen)
- Magnesium (vermehrter Bedarf durch ca. zehn Stunden Sport pro Woche)
- Aminosäuren (Bausteine des Lebens)

Ergänzend lasse ich durch meinen Arzt regelmäßig eine Infusion durchführen: einen Power-Cocktail für Unternehmer und Sportler. Hier glaube ich aber eher, dass der Placeboeffekt bei mir wirkt.

Sie können schlucken, was Sie wollen, doch nichts ersetzt die natürliche Nahrung. Aber oft ist es gut für das eigene Gewissen, wenn wir uns ungesund ernähren und wenig bewegen, gar nicht trainieren. Dann ist das schon gut, wenn man etwas schluckt, um sein eigenes Gewissen zu beruhigen. Schließlich tut man dann ja was für seine Gesundheit …

Wenn Sie aber nicht regelmäßig Salat, Gemüse und Obst essen, dann könnte es von Vorteil sein, Ergänzungen zu sich zu nehmen. Das Thema wird seit Jahren kontrovers diskutiert. Fakt ist: Wenn Sie einen echten Mangel haben, müssen Sie handeln.

Aber bitte lassen Sie sich nicht von jedem dahergelaufenen Hobbyberater Produkte verkaufen, ohne dass Sie wissen, ob es einen Mangel gibt und was genau fehlt.

›Fit in zehn Wochen‹-Märchen

Ich selbst trainiere, seit ich elf Jahre alt bin, mal mehr, mal weniger. Ja, richtig gelesen: Seit ich elf Jahre alt bin, betreibe ich Kraft- und Ausdauersport. Ich hatte schon viele körperliche Ziele, die ich alle für mich erreicht habe, deshalb war meine Gier nach Fachwissen so hoch, ich wollte die beste Trainingsmethode für mich herausfinden. Ich wollte die beste Ernährungsform für mich finden und das beste Beweglichkeitstraining, um meine Ziele zu erreichen.

Ich habe viel Zeit und Geld in Schulungen und Bücher investiert. Nach über 25 Jahren aktiven Trainings an mir und besten Schulungen sowie über 30.000 Personal Trainings kann ich sagen, es gibt keine einzige Lösung, die schnell und in kurzer Zeit etwas wirklich Gesundes und Positives bewirken kann.

Es gibt keine Trainingsart, keine Maschine, kein Konzept, mit der beziehungsweise dem man es schafft, den Weg der Gesundheit abzukürzen.

Es kann noch so stark vibrieren und Sie können wöchentlich elektrische Impulse durch Ihren Körper jagen. Auch das ist nur ein kleiner Teil des Großen und Ganzen. Ich selbst habe auch solche Geräte, das sind aber nur kleine Bestandteile. Der Mensch ist viel zu komplex, um mit einer Lösung, die sich jemand ausgedacht hat, fit, gesund und leistungsfähig zu werden.

Auch ich lerne jede Woche weiter, und es nimmt kein Ende. Was aber zählt, ist der Erfolg am Klienten, und das ist das Allerwichtigste.

Warum gibt es Programme, die Ihnen versprechen, dass Sie in sechs bis zwölf Wochen fast alles erreichen können?

Ganz einfach, damit Sie kaufen und Geld ausgeben. Kapitalismus in der Fitnessbranche, so einfach ist das.

Ich halte es sogar für gefährlich, wenn jemand, der keine Trainingserfahrung hat, sich ein Programm kauft. Oft sind es ja Online-Konzepte, die über zehn Wochen laufen und dann von null aus in schweißtreibende Work-outs gehen. Wenn ich als trainierter Mensch so ein 10-Wochen-Ding mache, dann tue ich das, um etwas Abwechslung zu haben. Aber ich als Trainer kann die Übungen anders bewerten, tun sie mir wirklich gut? Führe ich sie richtig aus? Oder richten sie irreparable Schäden an?

Es passieren meist zwei Dinge, wenn Menschen anfangen, kurzzeitige Konzepte zu machen:

- Sie haben nach den zehn Wochen meistens kaum Ergebnisse.
- Sie haben körperliche Probleme nach den zehn Wochen.

Im ersten Fall werden Sie frustriert sein, weil Sie glauben, dass mit Ihrem Körper etwas nicht stimmt. Schließlich werden tolle Vorher-Nachher-Bilder gezeigt und wir Menschen neigen dazu, uns zu vergleichen. Außerdem sagen uns die Werbetexter, dass es jeder schaffen kann. Nur leider Sie jetzt nicht. Was für ein Pech. Jeder kann es schaffen, nur Sie nicht. Das kann Menschen frustrieren und dazu führen, dass sie die Lust am Training verlieren.

Ihr Körper kann tatsächlich einiges erreichen. Aber dafür braucht es Zeit und Regelmäßigkeit.

Können wir alles schaffen? Jedes Trainingsziel? Ein Sixpack haben und frei von Cellulite sein? Das glaube ich nicht, alles ist eben nicht machbar. Deshalb gilt es, richtig und realistisch zu planen, bevor man startet.

Das große Problem, das ich als Personal Trainer sehe und oft erlebt habe, ist, dass solche Konzepte meistens zu schwer und gefährlich für den Anfänger sind. Der Anbieter verharmlost die Übungen, indem er von Bodyweight-Training spricht, von Training mit dem eigenen Körpergewicht. Und das soll von der Belastung her gut sein.

Ist es aber nicht, ganz und gar nicht.

Wenn Sie keine Grundfitness haben, Ihre Muskulatur schon lange nicht mehr trainiert wurde, beziehungsweise im Alltag nicht umfangreich belastet wird, können wir davon ausgehen, dass sich vieles schon abgebaut hat. Das ist ein normaler körperlicher Prozess, wir verlieren unsere Kraft und Muskeln im Laufe des Lebens, wenn wir uns nicht ausreichend belasten. Wir müssen uns im Alltag genug belasten, weil der Körper alles abbaut, was er nicht braucht. Wenn man nach langer Trainingspause mit einem intensiven Training beginnt, dann wird es zu Schäden kommen. Der Rücken, die Knie und die Schultern, Ihre Handgelenke werden meistens in solchen Konzepten so stark belastet, dass es zu Verletzungen kommt. Und dann bricht man logischerweise ab.

Jetzt könnte man meinen, Training ist ungesund und gefährlich, das stimmt so aber nicht. Nur das falsche Training – also eins ohne gute Vorbereitung und ohne Trainer – kann gefährlich werden.

Viele suchen kurze, schnelle Lösungen und es gibt Anbieter, die der Nachfrage nachkommen. Der Mensch sucht immer den schnellsten Weg und der Anbieter befriedigt die Nachfrage und schafft ein Angebot.

Die Fragen, die Sie sich stellen sollten: Warum soll es nur zehn oder zwölf Wochen gehen? Was ist danach?

Warum möchte ich nicht ein Leben lang etwas für meine Gesundheit tun?

Ist es klug, ein fertiges Konzept zu kaufen, obwohl jeder Mensch über die Jahre einen anderen Körper entwickelt hat, beziehungsweise jeder Bewegungsapparat anders aufgestellt ist?

Sie werden getäuscht und angelogen mit Aussagen wie:

- Schlank in zehn Wochen
- Bikini-Body in acht Wochen
- Rücken fit in sechs Wochen

Das sind absolut leere und nicht haltbare Versprechen.

Dennoch könnten Sie solche Angebote als Starter und Impulsgeber nutzen, wenn Sie Ihren Körper vorher bei einem Arzt checken lassen, der selbst sportlich und gesund lebt. Wenn Sie gemeinsam mit einem Trainer über das Konzept schauen, das Sie machen wollen, dann wird das Ganze sinnvoll. Ein erfahrener Trainer kann Ihnen genau sagen, welche Übungen Sie besser nicht machen sollten und Ihnen Alternativen zeigen. Jeder gute Trainer wird vorher einen Check-up machen, eine Anamnese, in der er Ihren Körperstatus feststellt, Probleme erkennt und gezielt Ihre Struktur aufbaut. Das ist der einzig sichere und gesunde Weg, den Sie wählen können.

Halten wir fest: In kurzer Zeit wird niemand fit, schlank und leistungsfähig. Niemand. Auch Sie nicht.

Ein Problem unserer Zeit ist dieses Denken:

Fitnesstraining = Abnehmen
Abnehmen = schnell

Sorry, das ist falsch und stimmt nicht.

Sport ist kein 20-Minuten-Ding und sollte es auch nicht sein. Abnehmen – oder besser gesagt nicht zunehmen – und In-Form-Bleiben ist eine Lebensaufgabe.

Wir sollten schon mehr in uns investieren. Planen Sie in Jahren und nicht in Wochen.

2.5 Passivität – Verantwortung abgeben

Der Mensch sucht gerne Antworten und meistens nicht bei sich, sondern woanders. Jemand muss die Lösung für ihn haben, und deshalb gibt er gerne Verantwortung ab.

Wir haben Rückenverspannungen, dann gehen die meisten nur zur Massage. Uns tut das Knie weh – der Termin beim Orthopäden wird schon helfen. Unsere Schultern sind vor lauter Nicht-Benutzen verkalkt – ab zur Stoßwellentherapie. Usw. Das alles kann etwas helfen, ist aber nicht die Lösung.

Rückenschmerzen, kaputte Kniegelenke und ein Stechen in der Schulter bei bestimmten Bewegungen machen einfach keinen Spaß. Da bin voll und ganz bei Ihnen. Aber was tun wir meist, wenn unsere Körper in Form von Schmerzen, Stechen und Ziehen zu uns sprechen?

Wir suchen jemanden, der das für uns repariert. Wir geben die Verantwortung ab, nach dem Motto: Jemand wird es schon richten. Unser Körper ist das Ergebnis seiner Reize, das Produkt seiner Umgebung, die Optik seiner Nahrung und die Fitness seiner Zeit beim Training. Natürlich sollten wir erst einmal abklären, was nicht stimmt. Natürlich sollten wir uns therapieren lassen.

Jetzt kommt jedoch das große Aber: Wir müssen auch selbst

etwas tun, unseren Beitrag leisten und ins Handeln kommen. Sonst wird es niemals besser, kann es auch gar nicht. Wenn wir nach der Behandlung so weiter leben wie vorher, dann werden die Schmerzen und Probleme meistens verstärkt.

Mit der Einstellung – mir tut etwas weh, jetzt schnell zum Doc, die Spritze geben lassen und genauso weiter machen wie bisher – werden wir unseren Körper nicht stärker und fitter machen.

Wir haben die Verantwortung, selbst etwas zu tun. Ich denke, heute weiß wirklich jeder, dass Bewegung hilft, dass Training nötig ist, um einen starken Rücken zu bekommen, dass es Sinn macht, sich zu dehnen und an der frischen Luft zu bewegen. Aber wir tun es trotzdem nicht. Es muss erst etwas wehtun, damit wir überhaupt merken, dass es Körperbereiche gibt, die wir total vernachlässigt haben. Und dann stehen wir vor der Wahl: Schnelle Lösung = Therapie, Arzt (was in Ordnung ist). Aber am zweiten und allerwichtigsten Schritt – etwas eigenverantwortlich zu verändern –, daran scheitern die meisten.

Denn ihre Gewohnheiten sind so stark, dass die eigene Motivation fehlt. Meist kommt dann noch die Lüge mit der Zeit dazu: »Ich habe doch keine Zeit.« Dann redet man sich das schön ein und bleibt Opfer. Opfer der Umstände, der Schmerzen, Opfer, das keine Kontrolle über sein Leben, seine Zeit und seinen Körper hat …

Wachen wir auf, es ist an der Zeit, aktiv zu werden. Wir haben die volle Verantwortung für uns, und das zu 100%. Niemand bekommt einen starken und schmerzfreien Körper, wenn er nicht aktiv wird. Das wird uns nicht geschenkt. Es ist Arbeit in Form von Bewegung und Training und guten Lebensmitteln.

Therapie ist wichtig und gut. Sie hilft dem Körper, aber wir müssen während und nach der Therapie etwas tun.

Oft erlebe ich, dass Menschen einen Therapietermin als Trainingstermin für sich im Kopf verbuchen. Das ist ein großer Irrtum. Eine Therapie ist kein Training. Sie baut keine schwachen Strukturen auf, dazu braucht man einen Trainingsplan mit verschiedensten Übungen und gut dosierten Lasten, und die Übungen muss man regelmäßig und öfter pro Woche machen. Nein, fünf Minuten am Tag Rudern an der Rudermaschine machen Sie nicht fit. Nein, den Rücken bekommen wir mit einem Theraband oder einem Rückengurt nicht stark. Und ja, Training darf auch mal wehtun.

Wir verbringen viele Jahre mit unserem Körper und die Summe der Bewegung spiegelt ganz klar seinen Zustand wider. Wie soll denn der Arzt oder Therapeut Ihre Muskeln, Bandscheiben, Sehnen, Bänder, Knorpel und Knochen wieder stark und belastbar bekommen? Das liegt in Ihrer Hand, und nur in Ihrer!

Einem Menschen gegenübersitzen und Ihr Leid klagen – das wird Ihnen keinen starken Körper machen. Wenn Sie körperliche Beschwerden haben, dann kommen Sie jetzt ins Handeln. Training muss nicht kompliziert sein. Training muss auch nicht in einem Fitnessstudio stattfinden. Lassen Sie sich von einem erfahrenen Trainer für Sie passende Übungen zeigen, und setzen Sie diese regelmäßig um. Und ich schreibe bewusst Trainer, nicht Therapeut. Ein Trainer trainiert, und ein Therapeut therapiert. Punkt.

Warum handeln so viele Menschen jedoch anders? Weil unser System der Gesundheit so aufgebaut ist. Wir werden alle da hindurchbewegt, teilweise geschleust. Körperliches Problem heißt: erst zum Arzt, dann das Rezept, dann zum Therapeuten. Problem mehr oder weniger behoben – wieder zurück ins alte Fahrwasser. Und wenn es wieder wehtut, dann geht das Spiel von vorne los.

Ich selbst sehe Rückenschmerz oder ein Knieproblem nicht wirklich als Problem an. Ja, ich hatte auch schon so starke Rückenschmerzen, dass ich auf allen vieren am Boden gekrochen bin. Oft höre ich Aussagen wie: »Ach ja, Du hast ja gut reden, Du hattest so was ja noch nicht.« Und ob! Denn auch ein starker Rücken kennt Schmerzen. Und wie er das tut. Ich habe meinen Rücken zwar trainiert, aber ich bin, beziehungsweise war sehr dehnfaul und habe leider etwas zu viel Gas gegeben, um noch mehr Erfolg im Job zu haben. Stress und dadurch ein hoher Muskeltonus kann oft der Grund für Rückenleiden sein. Wenn Ihr Körper Ihnen ein solches Signal sendet, überlegen Sie gut: »Was mache ich, was mir nicht guttut? Und was mache ich regelmäßig, damit es meinen Rücken gut geht? Kräftige ich ihn? Dehne ich? Entspanne ich, bewege ich mich täglich?«

Nehmen wir die Aufgabe an, immer etwas zu tun. Das Ziel ist es nicht, kaputtzugehen und vor sich dahinzuvegetieren. Ihre Muskeln sind lebenswichtig! Und für deren Erhalt haben Sie die alleinige Verantwortung.

2.6 Gewinner oder Opfer – aufgeben, bevor es losgeht

Manche Menschen bekommen aus verschiedensten Gründen einen ›Fitness-Impuls‹ und wollen jetzt sofort alles verändern.

Sie schicken dann eine Anfrage an uns oder ein anderes Studio, um sich beraten zu lassen, welche Möglichkeiten wir anbieten, um sie auf dem Weg zu ihrem Ziel zu begleiten.

Ich gebe Ihnen eine kleine Zusammenfassung aus den Tausenden Anfragen und Gesprächen seit 2003 wieder.

Meistens kommt eine sehr ausführliche E-Mail-Anfrage, die so oder so ähnlich klingt:

Liebes Team,

Ich habe schon viele Diäten gemacht, alles ausprobiert und nichts hat geholfen. Mein Arzt meint, ich muss was tun, sonst werde ich krank. Sie sind meine letzte Hoffnung. Ich freue mich, von Ihnen zu hören.

Häufig kommen auch Menschen zu uns, die abnehmen wollen. Sie sind nicht mehr zufrieden mit ihrer Figur und wollen jetzt etwas verändern.

Und im Gespräch merken wir genau, wer es wirklich ernst meint und starten möchte oder wer nur Informationen sammelt und sich selbst Steine in Form von Ausreden in den Weg legt.

Es gibt viele Menschen, die nur das Negative sehen und sehen wollen. Die Ausreden sind so sensationell an den Haaren herbeigezogen und wiederholen sich immer und immer wieder.

Nur leider lasse ich keine Ausreden zu. Ich präsentiere Lösungen. Leider wollen viele Menschen die Wahrheit nicht hören. Es gibt sogar Beratungstermine, bei denen der Ratsuchende von mir bestätigt haben möchte, dass er ein hoffnungsloser Fall ist. Sorry, diese Bestätigung wird kein Mensch von mir erhalten. Es gibt Menschen, die reden stundenlang darüber, was sie gerne alles hätten und würden, wenn sie nur könnten. Aber starten tun sie nie. Und dann gibt es die Gewinner, die es ernst meinen und gar nicht lange um den heißen Brei reden. Sie wollen sofort den ersten Schritt machen und beginnen. Vom Reden wird schließlich niemand schlank und fit, wir müssen ins Handeln kommen.

Selbstmitleid und Unwahrheiten machen niemanden glücklich, geschweige denn schlank. Manchmal kommen Aussagen wie: »Ich habe schon alles probiert, und nichts hat geholfen. Sie sind meine letzte Anlaufstelle.« Ganz ehrlich: Was soll ich als Trainer da noch tun?

Wenn Menschen ›alles probiert‹ haben und nichts hilft, dann ist doch die Frage: Was wurde wie lange und wie konsequent gemacht? Wenn ich dann frage, wie es täglich mit der Bewegung aussieht und ob regelmäßig trainiert wird, kommt häufig die Rückfrage: Wann bitte schön soll ich das noch machen?

Wenn ich wissen möchte, ob die Nahrung selbst zubereitet und in Ruhe gegessen und langsam gekaut wird, bekomme ich Antworten wie: »Ich habe keine Zeit zum Kochen und meinem Partner schmeckt dies und das nicht.«

Wenn ich frage, ob etwas dagegen spricht, zu meinem Gegenüber nach Hause zu fahren und zu schauen, wie viele echte Lebensmittel, die der Gesundheit guttun, daheim sind, wird die Stimmung schon etwas angespannter. Oft höre ich dann Ausreden wie: »Normalerweise habe ich viel Gesundes daheim, nur jetzt gerade nicht.«

Ich möchte, dass der Mensch selbst überlegt: Ist das alles gut, was ich mache? Fördere ich damit meine Gesundheit, und habe ich wirklich alles gemacht, um es selbst zu schaffen? Oder habe ich vieles nur etwas probiert und gleich wieder aufgegeben?

Wenn wir dann im Termin im Studio eine Lösung präsentieren, den Menschen aufklären, wie lange die Prozesse dauern und was alles dazu gehört, wenn man gut schlafen und gesund sein will, dann wollen einige ihr Ziel nicht mehr erreichen. Sie sind dann nicht mehr bereit, den Preis dafür zu bezahlen. Den Preis, sich im Alltag zu bewegen, seine Nahrung selbst zuzubereiten, geduldig sein Fundament zu errichten. Den Preis, genug zu schlafen, Wasser statt Zucker zu trinken und den Körper ein Leben lang gut zu behandeln.

Wir sind nicht Opfer unserer Umstände, sondern Opfer unserer eigenen Gedanken und Glaubenssätze.

Wer sich aber mit uns auf die Reise einlässt, der kann nur gewinnen. Denn jede noch so kleine Veränderung wird Ihnen guttun. Und Sie werden Schritt für Schritt fitter, gesünder und schlanker.

Starten Sie lieber unperfekt, bevor Sie perfekt scheitern.

Wer beginnt, an seiner Gesundheit täglich zu arbeiten, der ist ein Gewinner.

Das Tragische ist, viele Menschen geben auf, bevor sie richtig starten, und fabulieren über Lösungen, die nicht stimmen. Vielleicht klingt es für sie zu einfach, dass viele kleine Veränderungen über Jahre die Lösung sind.

Ein Beratungstermin ist bei uns sehr ausführlich, auf Augenhöhe und hat Tiefe und man bekommt die volle Wahrheit nach aktuellem Wissen und Gewissen präsentiert. Viele Menschen können aber mit der Wahrheit nicht umgehen, sie wollen sie nicht hören und schon gar nicht umsetzen. Oft sind es Selbstzweifel und die Angst vor dem Scheitern …

Oft kommt dann die Antwort: »Ich muss es mir noch überlegen, ich melde mich dann.« Bei der Aussage wissen wir genau: OK, er oder sie hat schon aufgegeben. Und das ist sehr schade.

Lieber Leser, die Aussage »Ich muss es mir noch überlegen« kommt nicht von irgendwoher, sondern weil wir dem potenziellen Klienten die pure Wahrheit präsentieren. Wir stellen Fragen wie: »Welche Diät haben Sie gemacht, warum und wie lange?

Haben Sie es schon mal ohne Diät probiert? Einfach nur dreimal am Tag essen? Wie lange haben Sie regelmäßig und ohne Unterbrechung trainiert? Gibt es psychologische Unterstützung? Macht Ihre Familie mit? Gehen Sie täglich spazieren, walken, laufen oder fahren mit dem Rad zur Arbeit?«

Und jetzt hört bei den meisten schon der Spaß auf. Sie hören heraus, dass sie sich regelmäßig bewegen sollten und dazu noch trainieren und dann die Nahrung noch selbst zubereiten. Puh, das klingt erst einmal hart.

Ich als Personal Trainer nehme meinen Job sehr ernst und fordere und fördere mein Gegenüber. Es gibt keine Ausreden mehr. Und genau dann bekommen viele Angst, Angst vor dem Scheitern, sie zweifeln an sich selbst – und das ist völliger Quatsch.

Wir führen Menschen durch die Prozesse so, wie es zu ihnen passt. Ohne Hektik, ohne Stress. Wir wollen dem ganzen Stress, den die Menschen sich selbst machen, keinen Raum geben. Das Ganze muss im Flow sein. Deshalb dauert es auch manchmal Jahre. Richtig, nicht ein paar Tage, sondern Jahre. Wer den Kurs ›Fit in 12 Stunden‹ sucht, ist bei uns fehl am Platz.

Ich betreue einen sehr sympathischen Menschen, wir sehen uns einmal in der Woche und bewegen alle Gelenke durch. Sein Ziel ist es, abzunehmen – zumindest behauptet er das. Aber die Reise ist eine ganz andere: Mein Ziel ist es, dass er nicht zu früh stirbt. Übergewicht, Bluthochdruck, Blutwerte sehr nahe dem Diabetes und wie die Gefäße aussehen, mag man lieber nicht wissen. Für mich ist er ein Gewinner, weil er es schafft, zu mir zu kommen, obwohl er Bewegung hasst. Im Personal Training geht es nicht nur darum, Übungen zu machen und Fett zu verbrennen, das würde unserem Job nicht gerecht. Es geht um Lösungen, aktive Lösungen für körperliche Probleme.

Um die Alltagsaktivitäten zu steigern, beschloss mein Klient, ein Rad zu kaufen, sodass er ein- bis zweimal pro Woche damit in die Arbeit fährt. Denn das kann Leben retten, ja, es kann das Leben verlängern.

Wenn der Körper in so einer Ausgangssituation festsitzt, der berufliche Stress und Sorgen überhandnehmen, alle Lampen auf Rot sind. Genau dann würde der Körper mit ein- bis zweimal Radfahren zur Arbeit und zurück die perfekte Dosis an Bewegung bekommen. 30 Minuten hin und 30 Minuten zurück. Da freut sich das Herz, so werden Gefäße geputzt und Sauerstoff in die Zelle gepresst. Und der Körper darf gesünder werden.

Spannend ist aber, wie mein Klient auf den Vorschlag reagierte: »Was? Einmal pro Woche mit dem Rad in die Arbeit, das bringt nichts, dann lieber gar nicht.«

Und das ist der komplett falsche Ansatz. Das Ziel ist es, Schritt für Schritt den Weg in Richtung Gesundheit zu gehen. Wer regelmäßig einmal pro Woche mit dem Rad fährt, der wird früher oder später auch ein zweites Mal fahren. Ich sehe es als eine meiner Aufgaben, das mit ihm zum Ritual zu verfestigen. Damit sein Körper gewinnt.

Noch ein Aspekt ist mir wichtig: Wäre ich mit diesem Klienten am Anfang auf die Ernährung gegangen, wäre der Klient längst nicht mehr bei mir. Denn essen tut er viel zu gern, und es besteht schon eine gewisse Gewohnheit oder – besser gesagt – Abhängigkeit. Wir dürfen ja essen, wir dürfen dick werden, das alles ist kein Problem. Aber bitte, bitte bewegen wir uns dann dazu ausreichend.

Während ich das hier schreibe, freue ich mich darauf, später mit meiner Frau und meinem Neffen zwei große Hamburger zu genießen. Aber nicht bei einer Fast-Food-Kette, sondern selbst gemachte Burger mit allem, was dazugehört, wie selbst gemachte Mayo, Ketchup und Pommes.

Es geht nicht um Verzicht, es geht nicht um schnell Abnehmen, es geht nicht darum, dick oder dünn zu sein. Es geht darum, dass Sie Ihren Körper so behandeln, dass er gesund bleibt und Sie dankbar sind für das Geschenk, gesund leben zu dürfen. Deshalb bitte ich Sie, nach Lösungen zu suchen, wie Sie mehr Gesundheit in Ihr Leben bekommen.

Seien Sie Gewinner und nicht Opfer.

Typische Gründe, aus denen Menschen aufgeben, sind:

- Es stellt sich kein schneller Erfolg ein.
- Es ist zu anstrengend.
- Sie haben Schmerzen.
- Sie nehmen sich keine Zeit.
- Es macht keinen Spaß.
- Veränderung? Nein, danke.
- Das Umfeld lässt es nicht zu.

2.7 Glaubenssätze, die Sie krank machen

Viele Menschen sammeln nur Informationen, um Ihre eigene Wahrheit zu bestätigen. Sie suchen Gründe, die bestätigen, warum etwas gut für sie sein soll oder nicht klappt.

Wie Sie denken, handeln und fühlen, wird von Ihren Glaubenssätzen geprägt. Es sind Ihre Wahrheiten, von denen Sie überzeugt sind. Wenn Sie etwas glauben, ist es Ihre Sicht der Dinge. Solche Glaubenssätze werden oft gebildet aus den eigenen Erfahrungen im Leben oder unbewusst von anderen Menschen übernommen. Glaubenssätze sind etwas sehr Mächtiges und halten uns oft zurück, sodass wir unser volles Potenzial nicht entfalten können.

Hier einige Beispiele für Glaubenssätze, die Menschen ungesund halten. Wenn Sie abnehmen möchten oder fitter, stärker und leistungsfähiger sein wollen und einen oder mehrere der folgenden Glaubenssätze haben, dann werden Sie es nicht einfach haben. Nicht umsonst heißt es: Glaube versetzt Berge.

- Sport ist Mord.
- Schlanke können nicht genießen.
- In meiner Familie sind alle dick.
- Zu viel Training ist ungesund.
- Kohlenhydrate machen dick.

- Diäten machen schlank.
- Einmal pro Woche Training bringt nichts.
- Ich bin übergewichtig und kann nicht abnehmen.
- Mein Stoffwechsel ist langsam.
- Ich kann nicht abnehmen, weil ich eine Schilddrüsenunterfunktion habe.
- Ich bin zu alt für Training.
- Ich habe keine Motivation.
- Ich bin ein Genussmensch.
- Ich bin schon über 50.
- Ich habe Rückenschmerzen.
- Ich kann nicht kochen.

Henry Ford hat es mal auf den Punkt gebracht:

»Ob du denkst, du kannst es, oder du kannst es nicht: Du wirst auf jeden Fall recht behalten.«

Wenn Sie Glaubenssätze wie die aus der Liste haben, wird es für Sie schwierig, an Ihrem Körper zu arbeiten. Sie schneiden sich damit von Möglichkeiten ab, die Sie fit, schlank und gesund machen.

Diese Sätze haben nichts mit der Realität zu tun. Es sind keine Tatsachen, sondern erlernte oder anerzogene Überzeugungen. Sie sind wie Handbremsen, die uns nicht anfangen lassen oder die uns scheitern lassen.

Im Laufe der ganzen Jahre als Personal Trainer habe ich alles, was es so an Glaubenssätzen gibt, schon gehört, und oft sind es immer die gleichen. Es gibt tatsächlich Menschen, die haben für jeden Schritt in Richtung Gesundheit einen verhindernden Glaubenssatz.

Glaubenssätze sind verallgemeinerte Überzeugung über uns selbst, über andere und über die Welt. Die Welt ist so, wie wir sie sehen.

Liebe Leser, Sie bekommen das, von dem Sie überzeugt sind.

Hier noch ein Beispiel: Jemand, der viel zu viel Fleisch und Wurst isst, sich wenig bewegt und regelmäßig Bier trinkt, sagt gerne: »Der Mensch hat schon immer viel Fleisch gegessen und deshalb ist es gut und gesund.« Ach ja?

Wie viel hat sich der Mensch damals auf der Jagd bewegt, um das Stück Fleisch zu bekommen? Hat der Mensch damals wirklich täglich Fleisch gegessen? Kam es aus der Massentierhaltung, in der die Tiere mit komischen Dingen gefüttert und Hormonen behandelt werden? Haben unsere Großeltern täglich Fleisch gegessen? Ich glaube nicht. War da nicht was mit Sonntagsbraten?

Oder haben wir Menschen am Anfang unserer Entwicklung doch mehr Fische und/oder nur Pflanzen gegessen?

Unabhängig davon, was hat das mit dem Hier und Jetzt zu tun?

Wahrheiten in der Vergangenheit zu suchen, die zu einem passen könnten, bringt niemanden weiter. Es ist Zeit, nachzudenken. Darüber, ob das, was ich glaube und tue, wirklich gut und gesund für mich ist.

Ich habe schon unzählige Male gesagt, dass einmal Training pro Woche bei uns völlig ausreicht, um zu starten. Warum behaupte ich das? Weil es Hunderte von Klienten so machen und ihr Ziel erreicht haben.

Wir haben ein seit Jahren perfektioniertes Personal Training, das so aufgebaut ist, dass es egal ist, wie oft Sie zu uns kommen. Sie werden es trotzdem schaffen. Personal Training ist die individuellste Dienstleistung der Welt und hat nichts mit ›nur Fitness‹ zu tun.

Wir nehmen den Menschen an der Hand und begleiten ihn so durch die Prozesse, dass er auf Dauer seine Gewohnheiten und Glaubenssätze Stück für Stück verändert und dadurch seine gesundheitlichen Ziele erreicht.

Es gibt aber auch Menschen, die wollen es nicht wahrhaben und glauben, dass einmal Training pro Woche nichts bringt. Und das ist totaler Quatsch und unwahr.

Sie müssen nicht viermal in der Woche trainieren. Sie müssen nicht so schnell rennen, bis Sie umfallen. Sie müssen nicht täglich auf alle Lebensmittel verzichten, die Sie mögen. Wer das alles glaubt, bei dem ist das Scheitern schon programmiert.

Was spricht dagegen, sich einmal die Woche durch Bewegen zu trainieren und dann zu schauen, wo die Reise überhaupt hingeht?

Mir ist auch klar, dass wir, wenn wir einmal die Woche ein Training haben, durch diese eine Stunde nicht gleich unser Körperfett verlieren und eine Bikini-Figur bekommen. Aber es ist ein Schritt von vielen Schritten. Es ist wie beim Bergsteigen: Wir fangen unten an und arbeiten uns hoch bis zum Gipfel. Und ja: Einmal pro Woche ein Treffen reicht aus, um loszulegen und Momentum aufzubauen.

Wir arbeiten uns von Termin zu Termin, geben Hausaufgaben, Übungen und Strategien mit. Sodass Sie lernen, alles Zuhause als Ritual umzusetzen. Das ist das Ziel. Abnehmen, fitter und leistungsfähiger werden – das hat nichts damit zu tun, wie oft Sie ein Fitnessstudio besuchen und einen Trainer buchen. Es hat damit zu tun, wie Sie Gesundheit, Ernährung, Fitness, Bewegung und Achtsamkeit in Ihren Alltag integrieren.

Und dass Kohlenhydrate dick machen – diese Aussage sollte verboten werden. Sind es wirklich die zwei Scheiben Brot oder die eine Semmel, die uns dick machen? Oder ist es die Wurst und der Käse, der darauf gelegt wird, die viele Butter und Marmelade oder der Schokoaufstrich und die ganzen Snacks zwischendurch und das tägliche Über-den-Bedarf-hinaus-Essen, was uns über die Jahre dicker werden lässt?

Rotwein ist gesund, das sagen meistens Menschen, die oft zu viel trinken. Wenn ich dann frage, wie viel denn gesund sei, wissen es die meisten nicht. Und ich kenne niemanden, der sich an die Menge halten kann, die gesund ist. Denn meistens schenken wir nach und trinken dann zu viel. Dann kippt es ganz schnell ins Ungesunde.

Ich bitte Sie: Hinterfragen Sie Ihre eigenen Glaubenssätze. Gibt es zu dem, was Sie glauben, auch eine andere Meinung? Wie könnte das jemand sehen, der beispielsweise aus einem anderen

Land kommt? Gibt es Situationen, in denen das nicht zutrifft? Sind Ihre Glaubenssätze eine Hilfe für Ihre Gesundheit?

Glaubenssätze fangen oft so an:

- Immer …
- Alle …
- Jeder …
- Grundsätzlich …

Das, was Sie glauben, ist nicht in Stein gemeißelt, und vor allem ist es nur Ihre Wahrheit. Was Sie glauben, muss nicht wahr sein.

Hinterfragen Sie deshalb Ihre Glaubenssätze in Bezug auf Abnehmen und Fitness.

3

WAS SIE ÜBER GESUNDHEIT WISSEN MÜSSEN

WAS BEDEUTET GESUNDHEIT FÜR SIE?

Für viele Menschen bedeutet Gesundheit: Ich kann meinen Alltag gut meistern, kein Arzt bezeichnet mich als krank, es müssen keine Symptome behandelt werden. Aber Gesundheit ist weit mehr als die Abwesenheit von Krankheitssymptomen und auch weit mehr, als den Körper so halbwegs durch den Tag zu bringen.

Gesundheit bedeutet: Sein Leben mit genug Energie, Power und Vitalität meistern. Gesundheit bedeutet: Lebensfreude und Lebensqualität.

Die Gesundheit ist ein stetiger Prozess, der zwischen Gesundheit und Krankheit pendelt. Hier spielen unser Verhalten und die Impulse hinein, die wir in Form von Bewegung und Ernährung setzen.

Laut der Weltgesundheitsorganisation WHO (World Health Organisation) ist Gesundheit ›ein Zustand des vollständigen körperlichen, geistigen und sozialen Wohlergehens und nicht nur das Fehlen von Krankheit oder Gebrechen.‹

Gesundheit ist außerdem nicht nur der Zustand des Körpers, sondern umfasst auch den Geist.

Im Englischen ist das Wort *health* (Gesundheit) von *whole,* also *ganz* abgeleitet. Gesundheit bedeutet somit Ganzheit, der gesunde

Mensch ist eine harmonische Einheit von Körper, Geist und Seele.

Für mich bedeutetet Gesundheit: Essen, wenn man hungrig ist; abends schlafen gehen, wenn man müde wird: Wasser trinken, wenn man durstig ist; und sich täglich bewegen.

Wir haben eine gewisse Lebenszeit zur Verfügung und wie lange oder gut wir leben, hängt damit zusammen, ob wir laufend unsere Gesundheit verbessern oder nicht. Viele Menschen beschäftigen sich erst dann mit ihrer Gesundheit, wenn sie nicht mehr vorhanden ist. Erst wenn der Rücken zwickt, der Bauch viel zu groß ist und der Bluthochdruck sich bemerkbar macht. Erst dann fangen ein paar, nicht alle, aber zumindest ein paar Menschen an, hinzuschauen. Und wenn sie sich das wert sind, kümmern sie sich dann auch aktiv darum, ihre oft selbst verursachten Probleme wieder zu beheben.

Hier gebe ich Ihnen eine Regel an die Hand:

Wenn Sie sich nicht gleich um die wichtigen Dinge kümmern, dann werden sie irgendwann sehr dringend!

Und dann wird Schadensbekämpfung und -begrenzung nötig.

Meine Klienten wissen genau, dass ihr Körper, ihre Gesundheit entscheidend für ihren Alltag ist. Sei es im Job oder privat. Das Leben und Erleben wird dann schwierig, wenn wir alles erreichen wollen, was wir uns vornehmen, aber vor lauter degenerierten körperlichen Strukturen keine fünf Minuten am Stück laufen können.

Ihre Fitness hat einen Rieseneinfluss darauf, wie Sie sich fühlen, was Sie ausstrahlen, wie motiviert Sie sind, und auch darauf, wie anziehend Sie auf andere Menschen wirken.

Das Spiel ist ganz einfach: Lebensmittel anstatt Industrienahrung essen, ausreichend bewegen und trainieren, sich in der Natur aufhalten, sein Umfeld weise wählen, mit Stress richtig umgehen und ausreichend schlafen.

Mit diesem Buch haben Sie einen hervorragenden Ratgeber in

der Hand, ich habe ihn für alle Menschen geschrieben, die Interesse haben, ihre Gesundheit selbst in die Hand zu nehmen und aktiv zu handeln.

Zivilisationskrankheiten wie das Metabolische Syndrom, Herz-Kreislauf-Erkrankungen und sogar Krebs traten vor 10.000 Jahren selten oder fast gar nicht auf.

Leben wir wieder mehr als Mensch und behandeln wir unseren Körper so, wie er es verdient. Unser Lebensstil liegt in unserer Hand und ist entscheidend dafür, wie lange wir gesund bleiben.

Am einfachsten wäre es, alle Autos abzuschaffen, den Fernseher und das Smartphone aus dem Fenster zu werfen, Zigaretten zu verbieten, Alkohol und Fertigprodukte nur in gewissen Mengen zu verkaufen, den künstlichen Stress zu reduzieren und die tägliche Völlerei abzuschaffen. Das würde unser Körper lieben. In der heutigen Welt unvorstellbar. Gesundheitlich gesehen wäre das aber die Lösung.

3.1 Bewegung

Unsere sitzende Lebensweise ist das neue Rauchen.

Der menschliche Körper ist so aufgebaut, dass er sich viel bewegen muss. Denn Inaktivität muss als Krankheit betrachtet werden.

Die meisten Menschen wissen, wie wichtig Bewegung ist und schaffen es nicht, Bewegung täglich in ihr Leben zu bringen. Bewegungsunlust kann zu Diabetes Typ 2, Übergewicht, Depressionen, Herzinfarkt, Schlaganfall führen. Inaktivität wird sogar als Hauptursache für diese Krankheiten gesehen.

Ich kenne keinen Menschen, der ohne ein aktives Leben über eine gute Fitness verfügt.

Wir Menschen besitzen einen Bewegungsapparat, der gebaut ist zum Laufen, Heben, Tragen, Werfen, Schwimmen, Klettern und so weiter …

Aus uns *Homo sapiens* wird im Laufe der Jahre, der *Homo sitzikus*. Angepasst an Stuhl und Lehne, mit angepasster Nackensteifigkeit, um das Smartphone besser bedienen zu können.

Durch das ständige Sitzen und die dauerhafte Inaktivität bauen unsere Muskeln ab. Die Sehnen verkürzen, der Bauch wird dicker, wir werden träger und schwächer. Wenn wir da nicht aktiv dagegenhalten, beginnt der Körper schneller zu degenerieren, als uns lieb ist. Wir werden dicker, wabbeliger und bekommen Schmerzen.

E-Bike fahren, etwas Golfspielen und im Garten arbeiten reicht da bei Weitem nicht aus. Es ist gut, gar keine Frage, ist aber nur ein Tropfen auf den heißen Stein.

Bewegungsmangel ist ein anerkannter Risikofaktor. Ausrufezeichen!

Auch wenn ich mich wiederhole: Bewegungsmangel führt zu Übergewicht, Adipositas, Typ 2 Diabetes und anderen unschönen tödlichen Dingen, wie etwa einem Herzinfarkt.

Das Gute ist: Viele Studien zeigen, dass körperliche Aktivität uns vor diesen Wohlstandserkrankungen schützen kann. Wir haben die Bewegung und vor allem das Training selbst in der Hand.

Ich denke, viele Menschen wären gar nicht mehr in der Natur überlebensfähig, weil ihr Körper gar nicht mehr lange am Stück Nahrung sammeln könnte, ganz zu schweigen vom Jagen.

Wir essen viel zu viel und ständig, ohne den natürlichen Prozess der Nahrungsbeschaffung.

Richtig wäre: erst die Bewegung, dann die Nahrung.

Ich wünsche mir von meinen Klienten oft nur, dass sie öfter das Rad statt das Auto nehmen und die Treppe hochgehen und den Aufzug meiden. Jede kurze Distanz kann man auch zu Fuß gehen. Dazu haben wir doch unsere Beine.

Allein diese kleine Veränderung hat auf Dauer riesige Auswirkungen auf Ihren Körper, Ihre Muskeln und Ihr Herz-Kreislaufsystem. Ich rede noch nicht einmal von Training, sondern nur von alltäglichen Aktivitäten.

Es geht nicht darum, was besser oder effektiver ist, was die neuesten Trends in der Fitness-Welt sind. Es geht darum, einfach etwas zu tun, und das regelmäßig und immer.

Bewegung und Training sind überlebenswichtig für unseren Körper. Wir haben im Alltag einfach viel zu wenig Belastung auf unseren Muskeln.

Ich möchte Ihnen auch eins sagen: Training allein macht niemanden schlank. Oft wird von der Fitnessindustrie und leider auch von manchen Trainern behauptet, dass ihr Training, das Trainingskonzept oder irgendwelche Maschinen Sie schlanker und knackiger machen. Nach meiner Erfahrung sind das haltlose Versprechen und einfach nur pauschale Aussagen, mit dem Ziel, Profit zu machen.

Menschen haben einen Grundverbrauch im Ruhezustand und einen etwas höheren bei Aktivität. Sie können schlechtes Essverhalten niemals mit Sport kompensieren. Das wird nie und nimmer klappen.

Unser Körper ist ein sehr kluges System: Was er nicht benötigt, sprich: aktiv benutzt, baut er einfach ab. Hier rede ich von Ihren Muskeln. Wenn Sie diese nicht benutzen, dann werden sie abgebaut, und Sie werden im Laufe der Jahre dann sogar bei gleichem Essverhalten mehr Körperfett einlagern und schwächer werden.

Die Forschung zeigt aber ganz klar: Die Muskulatur ist das wichtigste metabole (Stoffwechsel), endokrine (Hormon) und immunologische (Abwehr) Organ unseres Körpers.

Muskeln sind so wichtig, dass sogar die Lebenserwartung in diesem Zusammenhang gemessen wird. Im Klartext: Wer mehr Muskeln hat, lebt länger.

Vitalität und Wohlbefinden bekommen wir durch einen erhöhten Grundverbrauch unserer Muskeln. Es ist wirklich sehr unklug, ein inaktives Leben zu führen.

Wenn Sie inaktiv leben, werden Sie Rückenleiden entwickeln, Übergewicht bekommen, im Alter sehr schwach und sogar eher ein Pflegefall werden.

Ich rede hier nicht davon, dass Sie in eine Muckibude gehen müssen. Bodybuilding ist hier auch völlig fehl am Platz, ich wünsche mir von Ihnen nur eines:

Schauen Sie sich einen Monat lang Ihr Bewegungsverhalten an.

- Wenn Sie wollen, tracken Sie Ihre Schritte. Wie oft walken oder laufen Sie? Gehen Sie täglich 10.000 Schritte?
- Haben Sie Schmerzen, wenn Sie Übungen für Ihren Körper machen?
- Sind Sie täglich etwas AKTIV? Oder sitzen Sie nur von Ort zu Ort, und der einzige Gang ist der Stuhlgang?

Es ist nicht selbstverständlich, einen starken Körper bis ins hohe Alter zu haben. Was mich erschreckt: Ich habe oft Klienten, die mit 40 Jahren einen Körper haben wie manch ein 60-Jähriger.

Wo soll das hinführen? Wie will jemand, der mit 40 Jahren schon komplett kaputt ist, vor lauter Nichtbenutzung seines Körpers und Übernächtigsein, gesund alt werden?

Es wird nicht besser, wenn wir es nicht selbst in die Hand nehmen. Wir müssen uns einen funktionierenden Körper täglich selbst erarbeiten.

Mit immer weniger Bewegung und Belastung lassen alle Körperfunktionen nach. Sie werden nicht mehr leistungsfähig sein, Ihre Beweglichkeit lässt nach, und die Gelenke degenerieren zu schnell. Sie haben eine schlechtere Lebensqualität.

Es ist unglaublich schön zu wissen, dass wir unseren Körper wieder in Form bringen können. Körperkraft wächst am Widerstand. Unabhängig vom Alter!

Schauen wir uns kleine Kinder an, sie sind täglich mit Training konfrontiert. Sie müssen erst einmal ihren eigenen schweren Kopf heben, danach den ganzen Körper drehen, wenden und aufrichten. Gehen und Laufen muss gelernt werden. Sie werfen Gegenstände, springen, klettern, rennen, später wird geschubst und gerauft. Das alles ist Training.

Liebe Leser, leider kippt dieser natürliche Drang oft schon im Jugendalter und das Leben wird digitaler. Wir zahlen einen sehr hohen Preis für unser bequemes Leben.

Ich bin sehr froh, dass ich Klienten habe, die ihren Kindern vorleben: Bewegung und Training sind ein Teil unserer DNA und sorgen dafür, dass wir als Spezies so lange überleben konnten.

Meine Empfehlungen

- Machen Sie alle 30 Minuten eine Pause vom Sitzen. Stehen Sie auf und gehen Sie ein paar Meter.
- Gehen Sie täglich flott spazieren.
- Fahren Sie Rad.
- Machen Sie Sport.
- Trainieren Sie regelmäßig: Kniebeugen, Liegestützen, Klimmzüge, Sit-ups.

3.2 Ernährung

»Deine Nahrung soll deine Medizin sein.« Das sagte einst der berühmte griechische Arzt Hippokrates.

Und was haben wir daraus gemacht? Zivilisationskrankheiten!

Wie weit wir uns von gesunder Nahrung entfernt haben, belegt die Zahl der übergewichtigen Menschen mit ernährungsbedingten Krankheiten.

Das Metabolische Syndrom ist eine Epidemie. Aktuell gibt es in Deutschland etwa sieben Millionen Diabetiker und die Dunkelziffer ist noch höher. Die Zahlen steigen und das ist dramatisch.

Der Typ-2-Diabetiker wird oft verharmlost dargestellt, er ist ja medizinisch problemlos einstellbar. Wofür gibt es denn Insulin?

Wenn unser Leben von ständigem Essen geprägt ist und wir täglich zu viele Kalorien aufnehmen und dann uns noch kaum bewegen, ist das das Ende der Gesundheit. Das klingt erst einmal düster, aber das ist die Wahrheit.

Die meisten Menschen, die ich seit 2003 betreuen durfte, essen viel zu viel, sie essen ständig und trinken sehr viel Alkohol.

Unser Körper will keine stark raffinierte, nährwertlose

Ernährung mit viel Zucker, Fett, Salz und Zusätzen, die kein Mensch kennt.

Oft habe ich das Gefühl, dass sich bei vielen Menschen alles nur um Essen und Trinken dreht. Wer sich ununterbrochen Kalorien zuführt (und überwiegend Fertigprodukte), darf sich nicht wundern, wenn er dick, fett und krank wird.

Zu Übergewicht kommt es dann, wenn über einen längeren Zeitraum eine positive Energiebilanz herrscht. Oft essen wir Jahrzehnte lang so viel, bis aus dem Genuss behandlungsbedürftige Krankheiten entstehen.

Bewegungsmangel auf der einen Seite und Überernährung auf der anderen. Dieser Weg führt in eine Sackgasse.

Ich habe kein Problem damit, dass Menschen genießen wollen und vor lauter Genuss dick werden. Solange sie sich bewusst sind, dass es Konsequenzen hat. Falsches und vieles Essen hat seinen Preis. Alles im Leben hat seinen Preis.

Natürlich gibt es viele Leckereien, die wir gerne essen, und Genuss benötigt dieses Quäntchen Leichtsinn und darf Spaß machen.

Mir ist auch bewusst, dass nicht jeder alt werden und gleichzeitig fit bleiben muss. Aber wer das möchte, der wird nicht drum herumkommen, seine Nahrung halbwegs vernünftig und klug zu wählen. 70 bis 80% des Trainingsfortschritts macht gute Nahrung aus und ich rede hier nicht von Leistungssport, sondern von allgemeiner Fitness.

Ernährung ist der Schlüssel zur guten Figur, mehr Power und Gesundheit. Aktuell erlebe ich spannende Lager, wenn es um das Thema Ernährung geht:

- Da gibt es die einen, die wirklich permanent alles essen und schon optisch fast aus allen Nähten platzen. Das Essen bestimmt ihr Leben, da sie regelrecht süchtig danach geworden sind. Essen ist zum Sinn des Lebens geworden.
- Dazu kommen die Ernährungs-Gurus, die die Nahrung wie eine Religion leben, aber eher wie Extremisten, die mit Verboten kommen und behaupten, nur ihre Ernährungsweise wäre das einzig Wahre. Hier wird maßlose Mäßigung propagiert (nur vegan, nur Paleo, nur Low Carb, nur Basisch, nur Keto, nur …).
- Außerdem gibt es die Online-Fitness-Freaks, die Asketen von heute. Häufig sind das Influencer, die Fertigprodukte gesponsert bewerben (Eiweißpulver, Riegel, Pillen und Sonstiges). Also Menschen, die sich permanent halb nackt ablichten und nebenbei kluge Sätze von sich geben wie »Du kannst alles schaffen, wenn du dran glaubst und meine Produkte nimmst.« Sorry, nein, kannst du nicht.
- Es kommen ständig neue Spieler aufs Feld: die Uschi-Diät! Von der Frau, die lange übergewichtig war und dann schlank wurde und uns den wahren Weg weist. Kennen Sie solche Menschen? Sie haben es geschafft normal zu essen und dadurch hat sich ihr Gewicht normalisiert und gut eingependelt und dann fangen sie an, andere zu bekehren? Wer ihnen oder einem Trend folgt, isst dann nur noch einseitig, beraubt seinen Körper – und empfindet das dann als Befreiung und preist das als solche an. Nein, Diäten sind nicht die Lösung.

Aber was ist jetzt gute und gesunde Nahrung?

Ich stelle Ihnen ein paar Fragen und wir werden sie gemeinsam beantworten.

- Fragen wir uns erst einmal: Was hat der Mensch schon immer gegessen und was gibt uns die Natur? Wie haben unsere Großeltern gegessen? Gab es täglich Fleisch und Schokolade? Wurst und Käse? Täglich Bier und Wein?
- Soll unser Essen aus dem Labor kommen? Mit chemischen Zusätzen angereichert sein? Künstliche Aromen und Geschmacksverstärker haben?
- Wie oft sollten wir täglich essen? Und vergessen wir nicht, dass auch flüssige Kalorien Energielieferanten sind.
- Gibt es Regeln, was gesund und nicht gesund ist? Wer sagt das überhaupt?

Ihr Körper kann lange Zeit vieles verarbeiten. Bis wir von schlechter Nahrung krank werden, dauert es meist sehr lange. Oft führen wir es dann nicht auf die Ernährung der letzten zehn Jahre zurück, sondern schieben es auf das Alter.

Aber wenn wir die Augen öffnen, sehen wir genau, wie viele Menschen durch Zuviel-Essen krank sind oder werden.

Fakt ist: Es gibt ernährungsbedingte Gesundheitsschäden und vor diesen können wir uns schützen.

Häufig essen wir, ohne überhaupt darüber nachzudenken, ob etwas für oder gegen einen gesunden Körper spricht. Wir machen uns nicht die Menge an Kalorien bewusst, die wir über den Tag verteilt zu uns nehmen. Wir ignorieren das Naturgesetz, das besagt: Wer mehr isst, als er verbrennt, nimmt zu. So einfach ist das.

Wir alle wissen, dass zuckerhaltige Getränke nicht gut sind, dass die Fertigpizza aus der Fabrik uns nicht schlank und gesund macht und dass das Butterbrot mit Wurst und Käse keinen flachen Bauch zaubert.

Ich könnte Ihnen jetzt die ›Thomas-Loch-Diät‹ zeigen, also das Nahrungskonzept, das bei meinen Klienten und mir funktioniert, und mein Wissen zusammenfassen, das ich auf vielen Seminaren gesammelt habe. Aber das wäre nur meine Wahrheit. Und nicht das Konzept, die Methode, die bei Ihnen funktioniert.

Vielmehr hinterfrage ich ein paar Dinge und möchte Sie damit zum Nachdenken bringen.

- Welche Lebensmittel gibt uns die Natur?
- Was haben Menschen schon immer gegessen?
- Ist Nahrung nicht zum Überleben da?
- Mussten wir uns früher nicht bewegen, um Essen zu bekommen?
- Wie war es vor 150 Jahren?
- Und was hat die Industrie gemacht?
- Ist es vielleicht ein Riesen-Geschäftsmodell, uns abhängig und dadurch dicker, fetter und kranker zu machen?

Ich weiß es nicht, aber man könnte auch böse behaupten, wir sind wie Schweine und werden gemästet.

Ich möchte Ihnen eine wichtige Botschaft mitgeben: Permanent zu essen und Getränke mit Kalorien zu trinken, das ist der sicherste Weg, einen Menschen schnellstmöglich krank zu machen.

Natürlich hält es unser Körper hin und wieder aus, etwas zu genießen, was nicht so gesund, aber total lecker ist. Alles, was Spaß macht, ist auch irgendwie schädlich.

Wir sollten uns Leckereien, die das Leben bietet, auch gönnen. Aber täglich und mehrmals am Tag? Das halte ich für unklug.

Es heißt nicht umsonst: Lebensmittel. So ein schönes Wort. LEBENS-MITTEL. Leben kommt nicht aus der Fabrik. Fabrik-

Food, das ist Totes, Zusammengemischtes und meist Unbrauchbares für den Körper.

Fabriknahrung ist nur schwerer Ballast. Es ergibt keinen Sinn, übermäßig viel davon zu essen und sich so auf Dauer zu schaden. Wenn wir täglich Weißmehl, Gebäck, Butterbrezen, Käse, Wurst, Nudeln, Soßen und Süßes, Latte Macchiato, Säfte und Alkohol konsumieren, dann werden wir garantiert nicht schlank, knackig und fit.

Fructose, Haushaltszucker, industriell erzeugte Fertigprodukte und Säfte, Mastfleisch, Süßgetränke und Energydrinks – all das regelmäßig konsumiert, das ist die absolute Verliererstrategie.

Kennen Sie das chinesische Sprichwort: Der Tod sitzt im Darm.

Viele Studien habe gezeigt, dass viele Erkrankungen eine direkte Ursache im Darm haben. Ist es dann nicht entscheidend, dass wir das Richtige essen? Nahrung aufnehmen heißt nicht nur satt werden oder genießen, sondern auch Energie liefern und den Körper mit Bausubstanzen versorgen, sodass er optimal funktionieren kann. Fertiggerichte sind hier ganz fehl am Platz.

Das Wort ›Zubereitung‹ kennen immer weniger Menschen. Eine Packung Nudeln aufreißen, Wasser zum Kochen bringen, dazu eine Soße aus dem Glas kippen – das hat nichts mit Zubereitung oder Kochen zu tun. Die Strategie ›Packung auf und aufwärmen‹ führt oft dazu, dass wir Hochkalorisches essen und dadurch fett werden.

Ich weiß, jetzt kommt gleich eine meiner Lieblingsausreden: »Ich habe keine Zeit.« Sorry, haben Sie schon. Es ist eine Frage der Priorität. Ist es Ihnen wichtig oder nicht?

Und ich verstehe es, wenn Sie das mit Widerstand lesen, das ist menschlich. Der Widerstand gegen eine Veränderung ist naturgemäß hoch.

Und es gibt nichts Schwierigeres, als sein eigenes Essverhalten zu hinterfragen, ganz zu schweigen vom Verändern.

Viele Menschen schlingen Ihr Essen fast ungekaut hinunter

und nehmen nicht einmal richtig wahr, dass sie essen. Sie essen beim Autofahren oder auf dem Weg zum Bahnhof, während sie wie Zombies in ihr Smartphone starren.

Wir alle essen viel zu viel. Zu viel Essen raubt Energie und gibt keinen Mehrwert. Unser Körper wird dann überladen und kann dadurch auf Dauer krank werden.

Nahrungsaufnahme heißt: Seinem Körper Lebensmittel zuführen, damit er gesund bleibt.

Wir Menschen sind ein Wunderwerk der Natur. Deshalb: Essen Sie bewusst so natürlich wie möglich.

Aber bitte werden Sie niemals ein Extremist. Viele Kollegen in meiner Branche sehen sich als Gesundheitsapostel und spielen Guru und sehen dabei doch echt krank aus. Narzissmus, nein danke. Auf alles verzichten, was Spaß macht und sich selbst Druck machen: Bitte nicht.

Extreme sind immer zu vermeiden. Wir Menschen mögen keine Verbote.

Unser Essverhalten ist über Jahre hinweg konditioniert, es fängt schon früh in der Kindheit an, und unsere Eltern haben einen großen Einfluss auf unser Essverhalten. Meist sind Eltern Essvorbilder. Wir nehmen Hunderte Mahlzeiten gemeinsam zu uns, und das prägt uns, ganz klar. Oft ergänzen wir das mit eigenen Vorlieben, und diese sind sehr unterschiedlich.

Jede Mahlzeit, die wir nicht essen, macht uns schlanker. Und es macht sehr wohl über die Jahre etwas aus, ob ich abends immer Brotzeit mache, ein Bier trinke oder Gemüse, Salat und Fisch bevorzuge.

Ein wichtiger Satz, den ich Ihnen auf den Weg geben möchte, lautet:

Der Inhalt Ihres Kühlschranks sagt mir eindeutig voraus, wie sich Ihre Figur entwickeln wird.

4

MEIN KÖRPER IST MEIN COACH

IN DIESEM KAPITEL GEHT ES DARUM, AUF WELCHE WEISE UNSER KÖRPER MIT UNS SPRICHT — UND WAS ER UNS SAGEN WILL.

4.1 Rückenschmerzen, die Volkskrankheit Nummer 1

Fast jeder Mensch leidet irgendwann an Rückenschmerzen. Gehören Rückenschmerzen also zum Menschsein einfach dazu? Darf ein Rücken Schmerzen haben?

Unsere 23 Bandscheiben – benötigen diese eine besondere Beachtung? Als großer, nicht durchbluteter Teil unseres Körpers sind die Bandscheiben auf Ernährung durch Bewegung angewiesen. Bewegen wir uns wirklich genug?

In der heutigen Zeit leben viele Menschen fast schon bewegungslos, dadurch entsteht ein Mangel an Versorgung der Bandscheiben. Der viele Stress und die Hektik sorgen dazu noch für einen hohen verspannten Muskeltonus und schon tut es weh.

Sind Rückenschmerzen eine Krankheit, oder gehören sie zu unserem sitzenden Leben dazu? Ist das der Preis der Inaktivität?

Wieso glauben wir, dass ein Rückenschmerz ein Problem ist, woher haben wir die Information, dass das nicht sein darf?

Leben wir unser Leben so, dass wir unseren Bewegungsapparat auf eine Weise versorgen und aktiv belasten, dass alle Muskeln, Sehnen, Bänder, Knorpel, Knochen und Bandscheiben so ernährt werden, dass sie uns im Alltag Halt geben?

Liebe Leser, wir sind für Bewegung gemacht. Es heißt ja auch Bewegungsapparat und nicht Sitzapparat. Aber wie leben die meisten Menschen? Sitzen, sitzen, sitzen.

Bei sehr vielen Menschen verkümmern deshalb alle Strukturen und verkürzen sich, denn sie sind Tag für Tag einfach nur inaktiv. Lastenfrei zu leben, hat einen hohen Preis.

Dazu mischen wir noch einen Stresscocktail aus Schlafmangel und Überernährung – und schon haben wir die perfekte Basis für Schmerzen.

Das ist der Weg, den viele Menschen leider gehen.

Darf dann der komplett falsch und schlecht benutzte Bewegungsapparat nicht wehtun?

Ich frage mich noch etwas ganz anderes: Sind wir für die Ewigkeit gebaut oder haben wir ein Verfallsdatum? Und wird dieses beschleunigt durch unseren Bewegungsmangel?

Mit zunehmendem Alter werden wir automatisch schwächer, und der Körper degeneriert schneller, wenn wir nicht aktiv etwas dagegen tun. Unser Körper folgt einem einfachen Prinzip: *Use it or lose it.* Nutze ihn, oder du verlierst ihn.

Viele Menschen sind von Haus aus faul und wollen, dass ihnen andere den Schmerz nehmen. *Jemand da draußen muss doch meinen Rücken stärken können. Jemand muss meinen Rücken stärken und fit machen.*

Glauben Sie mir: Der Orthopäde kann das nicht, genauso wenig wie der Physiotherapeut, denn Sie müssen es tun. Ihre Bandscheibe wird ernährt durch Bewegung, viel Bewegung, und Ihr Rücken benötigt Training. Und zwar regelmäßig und immer.

Wenn wir das nicht verstehen, bleibt uns nur, uns von der Industrie versorgen zu lassen. Schmerzmittel oder noch besser Spritzen sollen das Problem dann lösen.

Wir tricksen die Natur einfach aus. Klar, wir sind so schlau und ignorieren die Gesetze des Körpers. Damit lösen wir das Problem aber nur kurzfristig. Das ist so, als würden Sie, wenn im Auto das Werkstatt-Lämpchen rot leuchtet, einfach das Lämpchen überkleben. Kann man machen. Löst aber das Problem nicht.

Viele Menschen glauben, dass nichts wehtun darf, egal wie alt, egal wie degeneriert. Wenn der Schmerz plagt, sucht man den Arzt oder Therapeuten, der die Lösung präsentieren soll.

Das Symptom muss weg!

Das ist leider die Haltung von vielen Menschen. Jemand anderes soll den Schmerz nehmen. Sie selbst wollen passiv bleiben.

Was will uns der Schmerz sagen?

Die entscheidende Frage ist doch: Warum tut das weh? Warum tut der Rücken weh?

Der Schmerz ist – wie das rote Lämpchen im Auto – ein Warnsignal. Schmerz ist eine Möglichkeit, wie der Körper mit uns kommuniziert.

Wenn es wehtut, sollten wir uns fragen:

- Behandeln wir unseren Körper gut?
- Leben wir das Leben, das unserer Natur entspricht?
- Geben wir unserem Rücken, was er täglich benötigt?
- Oft werden normale Schmerzen überbewertet und bekommen zu viel Bedeutung. Schmerz gehört zum Leben dazu. Natürlich: Wenn etwas wehtut, schauen Sie hin und lassen Sie es abklären. Aber machen Sie den Schmerz nicht zum Mittelpunkt Ihres Lebens.

Stress, Hektik, Leistungsdruck, Termine, permanentes Sitzen, innere Spannung, Ärger, Wut, Hass. Das führt dazu, dass die Spannung am ganzen Körper zunimmt. Zudem bewegen wir uns viel zu wenig, vom Training möchte ich erst gar nicht sprechen.

Alles verkürzt sich und wird nicht mehr ausreichend versorgt. Wir bauen Muskeln ab und konsumieren Gift in Form von falscher Nahrung, Alkohol und Tabak.

Wir werden immer schwächer, wundern uns, warum wir krank werden, und wünschen uns von jemand anderem die Lösung. Eine Pille, ein Rezept, eine Spritze und oft auch eine Operation.

Und es muss schnell gehen! Schließlich wollen wir keine Zeit in uns investieren.

Stopp – halt!

Es ist an der Zeit, aufzuwachen.

Hinschauen und Hinhören. Und natürlich sollten Rückenschmerzen erst einmal medizinisch abgeklärt werden. Bevor wir mit einem Training starten.

Laut DAK-Gesundheitsreport 2018 sind Rückenschmerzen die zweithäufigste Einzeldiagnose für Krankschreibungen. Was macht der Krankgeschriebene? Er liegt oder sitzt häufig daheim und wartet, bis er wieder gesund geschrieben wird.

Wenn er Glück hat, kommt er zu einem Arzt oder Therapeuten, der Bewegung, Dehnung und Training empfiehlt und nebenbei noch erklärt, dass der große Bauch auch nicht so gut ist. Das würde ich mir häufiger wünschen, dass der Arzt dem Patienten die Wahrheit sagt, den Befund nicht bagatellisiert. Wie oft habe ich gehört: »Mein Arzt meint, ich soll mich nicht so belasten.« Dann frage ich: »Was belasten? Von Muskeln kann bei den meisten ja nicht die Rede sein. Schonen? Was schonen, das Problem entsteht durch das ewige Schonen, Sitzen und Nicht-aktiv-Handeln.«

Wenn Sie den Arzt des Vertrauens gefunden haben, der Ihnen klar sagt, dass Bewegung und Nahrung die Lösung sind, dann nehmen Sie es dankend an und setzen es bitte sofort um.

Der Mensch ist ein Produkt seiner Reize, wir sind kein Sitzapparat, sondern ein Bewegungsapparat. Wie oft pro Tag bewegen Sie Ihren Körper und alle Gelenke in vollem Umfang einmal durch?

Beugen Sie sich täglich vollständig nach vorne? Sodass Sie mit Ihren Fingerspitzen den Boden berühren? Wie oft drehen Sie Ihren Rumpf? Wie oft beugen Sie sich zur Seite? Und das ist erst der Anfang, um überhaupt ein bisschen Saft für die Bandscheiben zu bekommen. Ihre Bandscheiben werden nur gut ernährt, wenn Ihre Muskeln im Bereich der Wirbelsäule aktiv sind.

Sterben Ihre Bandscheiben langsam durch die Inaktivität?

Natürlich gibt es vom Schicksal hart getroffene Menschen, die etwa einen Unfall hatten und deshalb leiden. Aber ich habe vielfach erlebt, dass diese Personen es hinnehmen, obwohl sie wirklich Grund zum Jammern hätten. Sie leben mit dem Schmerz meist besser als jemand, der meint, es gäbe ein Recht auf Schmerzfreiheit.

Knieschmerzen, Rückenschmerzen, Nackenschmerzen, Schulterschmerzen. Wenn das alles ohne äußeren Einfluss wie einen Unfall oder Überbelastung in Ihr Leben kommt, dann fragen Sie sich: Was will mir der Körperteil sagen?

Schmerz ist ein Warnsignal! »ACHTUNG! Schau mal da genauer hin.«

Es gibt unglaublich viele Ärzte und Therapeuten, die den Schmerz lesen können und Ihnen den Weg zeigen, den Sie gehen sollten, damit es besser wird.

Oft warten wir einfach zu lange, viel zu lange, und hören weg. Viele Menschen gehen immer den gleichen Weg: Arzt, Rezept und dann einmal pro Woche für 20 Minuten in die Therapie.

Das ist ein Tropfen auf den heißen Stein. Rückenschmerzen beheben heißt: Täglich mehr bewegen, nicht lange in sitzenden Positionen verharren, Übungen am Arbeitsplatz machen und regelmäßig Krafttraining machen und dehnen. Das Ganze über Jahre.

In meiner Familie gibt es einige Therapeuten, wir tauschen

unsere Erfahrungen regelmäßig aus und kommen oft zum selben Punkt: Der Patient (in meinem Fall Klient) darf nicht in die Falle des Abwartens kommen.

Wenn der Bewegungsapparat nicht in Bewegung kommt, täglich und regelmäßig, wird es sehr, sehr schwer, den Körper gesund zu erhalten.

Nein, die Gartenarbeit reicht nicht aus und ist für manche Menschen sogar schon zu schwer. Denn wer Monate inaktiv ist und dann meint, im Garten schwer arbeiten zu können, wird oft eines Besseren belehrt. Und umgekehrt ist ein Spaziergang für unseren Bewegungsapparat ein Witz und kein aufbauender Reiz.

Ich schreibe das jetzt bewusst so, denn viele Menschen meinen, sie könnten Gartenarbeit als Training verbuchen. Das ist leider faktisch falsch.

Alltagsaktivitäten sind gut. Aber Gartenarbeit lässt sich nur dann als Fitness verbuchen, wenn Sie Gärtner sind und das fünf Tage die Woche und acht Stunden am Tag rückengerecht machen.

Es reicht nicht aus, wenn Sie einmal pro Woche Ihren Körper behandeln lassen. Es reicht einfach nicht, wenn Sie nur auf der Liege liegen und jemand Sie behandelt. Es ist gut, es tut gut, aber behebt das Problem der Inaktivität nicht und auch nicht das Problem einer schwachen, verkürzten und schlecht ernährten Struktur.

Wenn Sie acht Stunden sitzen, sollten Sie das mit mindestens 30 Minuten Bewegung ausgleichen. Täglich.

Es braucht auch Zeit und Geduld. Rückschläge wird es auch geben.

Leider wird der Gesellschaft durch die Werbung immer wieder in den Kopf gehämmert: Es darf nichts wehtun; es reichen 20 Minuten Training pro Woche; ein starker Rücken kennt keinen Schmerz; wenn es schmerzt, nimm sofort dies und das … Ich möchte gar nicht wissen, wie viele Menschen abhängig von Schmerzmitteln sind, ohne das bewusst zu bemerken. Weil es schon zur Routine geworden ist, die Schmerztablette bei jeder Kleinigkeit zu nehmen.

Wenn neue Klienten in mein Personal Training kommen, mache ich ihnen klar, wie lange so ein Prozess dauern kann und was an Einsatz nötig ist. Das widerspricht der Werbung und nicht jeder möchte das hören.

Viele wollen einen starken und stabilen Rücken haben. Aber wenn ich Ihnen sage, dass es ein Jahr regelmäßiges Training mit speziellen Kräftigungs- und Dehnübungen braucht, dazu regenerative Maßnahmen, dann wollen das viele nicht hören und schon gar nicht machen.

Die, die es aber wirklich wollen, die schaffen es auch.

100% schmerzfrei und fit? Nein, nicht immer, aber 80% weniger Schmerzen können Sie schaffen.

Der Körper benötigt Zeit und gut dosierte Reize, um wieder stark zu werden und beweglich zu bleiben. Sind die Trainingsreize zu gering oder zu selten, passiert nichts. Sind die Reize zu hoch, schaden Sie sich.

Bis Sie Ihren Rücken gut austrainiert haben, dauert es viele Monate und Jahre. Gute Ergebnisse können Sie erwarten, wenn Sie ohne Pause zwei- bis dreimal pro Woche trainieren. Und ja, es kann am Anfang sogar etwas mehr wehtun, weil Sie erst einmal – bildlich gesprochen – den Rost und die Verklebungen lösen müssen. Aber nach drei Monaten werden Sie deutlich weniger Probleme haben.

Es gibt leider aber auch Fälle, bei denen der Schaden im Körper so hoch ist, dass man den Schmerz akzeptieren muss. Wir können nicht alles reparieren, optimieren, hin- oder wegoperieren. Wir sind sterbliche Wesen.

Aber was hält so viele zurück, das umzusetzen, was gut für sie wäre?

Zeit haben wir alle die gleiche zur Verfügung. Sie wissen ja, wie es ist, entweder ich will etwas oder nicht. Wollen wir etwas, nehmen wir uns Zeit. Wollen wir es nicht, haben wir keine Zeit.

Schmerzen sind die häufigsten Ursachen für einen Arztbesuch. Die Zahl der Schmerzpatienten steigt immer mehr an. In den Industrieländern leidet schon jeder Dritte an chronischen Schmerzen. Das sagt eine weltweite Studie der WHO zur mentalen Gesundheit.

Wir müssen uns aber klarmachen, dass es auch einen sinnvollen Schmerz gibt. Wenn wir verletzt sind, darf der Körper mit einer Rötung, Wärme, Schwellung, Funktionseinschränkung und mit Schmerzen antworten. Für eine gewisse Dauer ist das normal und sinnvoll.

Der Schmerz ist ein Gefühl, das im Gehirn entsteht und sich in den Körperregionen bemerkbar macht, die ein Problem haben.

Es gibt unzählige Menschen, die Schmerzen haben und sich aber nicht darum kümmern oder Angst davor haben.

Es klingt jetzt vielleicht etwas merkwürdig: Aber seien Sie positiv eingestellt. Das hat enorme Auswirkungen auf die Schmerzqualität und den Abbau des Schmerzes.

Wenn Sie trotz Ihrer Schmerzen optimistisch bleiben, das Leben genießen und dem Körper nichts zuführen, was ihm schadet, produziert Ihr Körper verstärkt schmerzhemmende Botenstoffe wie Dopamin, Endorphine und GABA. Ihr Körper kann sich bei richtiger Lebensweise selbst helfen.

Ich habe seit 2003 sehr viele Menschen betreut, die ihrem Schmerz viel zu viel Aufmerksamkeit geschenkt haben. Und das ist ein ganz großer Fehler. Wir – Sie und ich – sind ja nicht nur der Schmerz. Auch wenn der Rücken wehtut: Der Rest des Körpers funktioniert trotzdem.

Sie können und dürfen leben. Der Schmerz darf niemals zum Zentrum des Lebens werden.

Fallen Sie nicht auf die Industrie herein. Die sagt uns, dass Schmerzen nicht sein dürfen. Und damit lenkt sie unsere volle Aufmerksamkeit immer wieder zu unserem Schmerz.

Selbst die Angehörigen und Freunde sollten so wenig Rücksicht wie möglich auf uns nehmen, wenn wir Schmerzen haben. Nur so schaffen wir es, dass der Schmerz nicht uns und unser Leben bestimmt.

Stellen Sie sich vor, Sie haben durch die Rückenschmerzen einen Zusatznutzen in Ihrem Leben. Jeder kümmert sich um Sie, jeder hilft Ihnen, wird netter. Sie bekommen die volle Aufmerksamkeit, Ihnen wird Arbeit abgenommen. Wie wollen Sie so jemals von dem Problem wegkommen?

Was tun bei Schmerzen?

Die Körperregionen, die Probleme haben, müssen regelmäßig und intensiv trainiert werden. Der Schmerz ist keine Ausrede, um nicht zu trainieren. Trainieren und Dehnen ist ein Lösungsweg. Der Lösungsweg.

Es gibt Lebensmittel, die nachweislich antientzündlich wirken, wie Fisch, Avocado, Ingwer, Kurkuma, Oregano, Brokkoli.

Es ist unglaublich dumm, in Phasen von Schmerzen Alkohol zu trinken, industriell erzeugte Nahrung zu essen, Zucker und Mastfleisch zu konsumieren. Wir bekommen dann nur wieder mehr Entzündungen und unser Körper hat es dann wirklich schwer.

Wenn Schmerzen chronisch werden, also länger als 90 Tage andauern und wir die Belastung wegen der Schmerzen reduzieren, dann führt das zu Muskelschwund. Und dadurch werden sich die Beschwerden noch weiter verfestigen.

Wir verlieren wertvolle Muskeln und deren Funktionen. Das macht alles noch viel schlimmer. Schonen ist hier also fehl am Platz.

Natürlich sollten wir bei Schmerzen keinen Leistungssport machen oder Übungen wählen, die uns nicht guttun. Aber es gibt immer Möglichkeiten, aktiv zu werden.

»Ein starker Rücken kennt keinen Schmerz« ist ein genialer Marketing-Slogan. Nur: Auch ein starker Rücken kann und darf wehtun. Selbst ich als Personal Trainer hatte schon massive Rückenprobleme. Habe ich einen starken Rücken? Ich denke schon.

Es ist auch zu einfach gedacht. Wenn etwas wehtut, hilft mir die Spritze oder nur die Therapie.

Es ist typischerweise ein ganzheitliches Problem, wenn Sie regelmäßig Schmerzen haben.

Im Personal Training zeige ich meinen Schmerzklienten, was sie trotz ihres Schmerzes alles tun können. Wo sie noch Kraft haben, was alles noch möglich ist. Wir trainieren in jeder Einheit auch die betroffene Region, in jeder! Ich zeige dem Klienten, dass es möglich ist, jede Körperregion wieder stärker und beschwerdefreier zu bekommen.

Auch Sie können das!

Das Geheimnis ist ganz einfach: Bewegen, trainieren und dehnen Sie sich gut und ernähren Sie sich ausgewogen. Geben Sie sich Zeit, und bleiben Sie dran.

In meinen Anfängen im Jahr 2003 habe ich in zwei Physiotherapie-Praxen in der medizinischen Trainingstherapie gearbeitet. Dort durfte ich eine Menge Menschen mit Schmerzen kennenlernen. Ich war damals ›nur‹ der Fitness-Trainer, aber genau das war mein Riesenvorteil.

Weil ich aus der Fitness- und nicht der Physiowelt komme, schenke ich dem Schmerz nicht eine so starke Beachtung. Natürlich nehme ich ihn ernst, sehr ernst. Aber ich gehe nicht mit dem Fokus auf den Schmerz in das Training, sondern baue alles darum herum auf, auch den Geist, den Verstand des Klienten.

Ich mache ihn von Training zu Training besser. Der Klient wird in jeder Einheit mit mir schmerzfreier und fitter, und dann vertraut er mir viel mehr und ich darf dadurch intensiver an der betroffenen Region arbeiten – und das ist die Lösung. Ich arbeite nicht schmerzorientiert, sondern lösungsorientiert.

Manchmal muss es aber erst sehr wehtun, damit wir ins Handeln kommen.

Liebe Leser, ich möchte Ihnen jetzt etwas ganz Wichtiges mitteilen: Manche Menschen neigen zum Trainings- und Therapiehopping, nach dem Motto »Wenn es nicht in ein paar Wochen besser ist, bringt es nichts«.

Das ist falsch. Es dauert oft Monate und erfordert Geduld und Ausdauer, bis ein Trainingskonzept greift.

Sie haben ein Bewegungsprofil, das 24 Stunden abdeckt. Der Körper passt sich diesem Profil an. Er baut Muskeln auf oder ab, nimmt Spannung zu oder weg, setzt Fett an oder verbrennt es. Ihr Training und Ihre Therapie sind ein Teil von diesem Profil. Und wenn Ihr Alltag Ihren Körper permanent inaktiv hält und nicht genügend bewegt und belastet, wird es jede Therapie und jedes Training schwer haben. Vor allem am Anfang müssen Sie geduldig und oft täglich etwas tun, um Ihren Rückenschmerz in den Griff zu bekommen. Nehmen Sie Spannung raus, bewegen Sie sich täglich und trainieren Sie regelmäßig. Ernähren Sie sich gut, und dehnen Sie sich. Dann verschwindet der Schmerz oft wie durch ein Wunder.

Nehmen Sie Schmerzen als Alarmsignal wahr, und handeln Sie, bevor es Schäden gibt.

Meine Empfehlungen

- Wechseln Sie häufiger die (Sitz- und Steh-)Position am Arbeitsplatz.
- Trainieren Sie mit Lasten.
- Machen Sie Übungen für die Lendenwirbelsäule und Halswirbelsäule.
- Machen Sie Dehnungen.
- Lassen Sie sich von meinen YouTube-Videos inspirieren: www.youtube.com/c/thomaslochmaster-personaltrainer

4.2 Übergewicht

Eines möchte ich hier gleich vorab geklärt haben: Die Sichtweise, Menschen mit Übergewicht seien aufgrund ihrer Persönlichkeit selbst schuld an ihrer Fettleibigkeit, gehört auf den Müllhaufen der Ernährungsberatung.

Ich kenne sehr viele starke Persönlichkeiten, die übergewichtig sind, aber trotzdem regelmäßig Sport treiben und oft fitter sind als dünne Menschen, die gar nichts machen.

Übergewicht kann gerade bei erfolgreichen Menschen, die starke Persönlichkeiten haben, schnell entstehen. Wenn diese erfolgshungrigen Menschen sehr viele Termine zum Lunch wahrnehmen, regelmäßig richtig gut essen gehen und die besten Weine konsumieren und bis in die Nacht arbeiten, das oft über Jahrzehnte – dann kann das zu Übergewicht führen.

Abzuleiten, dass viele Menschen wegen ihrer Persönlichkeit, wegen fehlender Willenskraft nicht stark genug sind zum Abnehmen, ist völliger Quatsch.

Dennoch sollten wir Übergewicht nicht verharmlosen, denn nicht umsonst sterben viele Menschen an Herz-Kreislauf-Erkrankungen ausgelöst durch das Metabolische Syndrom. Und das hat sehr wohl etwas mit Essen, viel Essen und wenig Bewegung zu tun. Deswegen sollte es ein Warnhinweis sein, wenn Ihr Körper aus allen Nähten platzt.

Es ist Fakt, dass Bauchfett, schlechte Blutwerte, Bluthochdruck in Kombination mit Bewegungsmangel auf Dauer zum schnelleren Tod führen können.

Sie werden nicht über Nacht dick, Sie werden auch nicht über Nacht schlank.

Wir werden über die Jahre dicker, wenn wir uns einerseits zu viel Nahrung zuführen und uns andererseits zu wenig bewegen.

Es ist Mathematik, dass es auf Dauer zu Übergewicht führt, wenn Sie mehr essen als verbrennen. Die meisten unterschätzen, wie viele Kilokalorien sie sich täglich zuführen. Und ja: Im Alter nehmen wir schneller zu. Das hat auch damit zu tun, dass wir wertvolle Muskulatur verlieren, weil wir sie nicht aktiv trainieren. Weniger Muskeln bedeutet, dass wir weniger verbrennen und somit über die Jahre einfach zunehmen. Wir müssten dann immer weniger essen oder aber, gezielt alle Muskeln aufbauen und den Alltag aktiver gestalten.

Muss ein Mensch zwingend abnehmen, der zu mir ins Personal Training kommt? Nein, muss er nicht. Ich wünsche mir von meinen Klienten, dass sie regelmäßig ein Stück an sich arbeiten und versuchen, achtsamer zu essen, zu trinken und auf Warnhinweise verstärkter zu hören.

Wenn der Klient etwas dicker ist, aber trotzdem dreimal die Woche 30 Minuten langsam mit dem richtigen Puls intensiv Walken geht, täglich etwas Übungen macht, sein Blutbild gut ausschaut und der Blutdruck passt, sehe ich kein Problem. Es gibt aber Risikofaktoren, die dürfen wir nicht ignorieren. Natürlich führt es nicht zum sofortigen Tod, wenn wir schlechte Blutwerte haben (insbesondere die, die den Stoffwechsel betreffen) und ein Leben in Bewegungsarmut führen. Das ist wie mit Zigaretten, die in Raten zum schnelleren Tod führen können, aber nicht unbedingt müssen. Meistens hält der Körper vieles sehr lange aus, aber ab 50 knallt es häufig, und mit 60 sind viele schon komplett durch. Wir leben in einer sehr spannenden Zeit, in der es überall und permanent möglich ist, sich mit Genussmitteln zu belohnen und sogar zu betäuben, es fällt leider vielen Menschen sehr schwer, damit gut umzugehen.

In meiner Branche gibt es viele Personal Trainer, die sich deshalb auf Unternehmer spezialisiert haben. Hierzu möchte ich ein paar Sätze sagen. Wie kann ein Personal Trainer, der allein für sich verantwortlich ist, kein Studio mit allen Kosten trägt, mit seinem Auto Hausbesuche macht, kaum Umsätze generiert, keine Angestellten hat, nicht jahrzehntelang Unternehmer betreut hat, wissen, was ein Unternehmer im Training benötigt? Woher will so ein Trainer wissen, wie ein Unternehmeralltag aussieht und wie er sich anfühlt? Work-Life-Balance ist hier vollkommen fehl am Platz und greift nicht. Die meisten Unternehmer brennen für ihren Job und müssen so betreut werden, dass die Flamme nicht erlischt und sie ihren Körper halbwegs gesund durch die Jahre bringen. Der Personal Trainer muss hier gezielt die Leistung verbessern, ohne die wertvolle Zeit des Unternehmers zu stehlen. Ohne dumme Aussagen zu treffen wie: »Sie müssen auf Ihre Work-Life-Balance achten und weniger machen.« Es gilt, gezielt Engpässe zu beheben und das bei geringstem Zeitaufwand. Und dafür benötigt ein Trainer viel Erfahrung und zusätzlich die Rolle des Unternehmers. Die unglaubliche Verantwortung und Leistung, die ein Unternehmer, Geschäftsführer oder Manager oft bringt, ist für den Körper wie Leistungssport. Ich nenne das Training oft ›lebenserhaltende Maßnahmen‹. Es gilt, Risikofaktoren zu minimieren und gezielt Schwachstellen zu stärken.

Leider fällt es schwer, Risikofaktoren bei sich selbst, beispielsweise erhöhten Blutdruck und erhöhte Blutfettwerte sowie eine Insulinresistenz zu bemerken. Der Allgemeinzustand ist nicht beeinträchtigt und man denkt, dass doch alles gut ist. Meistens kommen die Metabolischen Störungen in der zweiten Lebenshälfte, und viele verbuchen es dann mit dem Alter – so, als sei das normal. Nein, es ist nicht normal, dass wir dicker werden und die Lust am Bewegen verlieren, dass wir zu viel essen und dadurch unser Blutdruck steigt, dass die Fettstoffwechselwerte sich erhöhen. Das ist ein Irrtum, der krank macht.

Mir ist klar, dass es erst einmal keinen Vorteil zu haben scheint, seine Ernährung zu verändern, die Gefahr ist ja weit weg. Die Ernährung langfristig zu optimieren ist unglaublich schwer und wird häufig als belastend empfunden. Spontane Essenseinladungen werden dann schwieriger, das Umfeld spielt nicht immer mit. Ich kenne diese Probleme. Es fällt den meisten Menschen schwer, etwas in der Gegenwart zu verändern, um dann in der Zukunft negative Konsequenzen zu vermeiden. Unser Ernährungs- und Bewegungsverhalten ist über Jahrzehnte eingeübt. Sie sind zu einer Gewohnheit geworden. Das passiert automatisch und wir merken es nicht einmal.

Wie ist Ihre persönliche Einschätzung? Wie sieht es bei Ihnen mit Risikofaktoren aus? Wie hat sich Ihr Gewicht in den letzten Jahren entwickelt? Und ist der Bauch im Laufe der Zeit größer geworden? Wäre es nicht vorteilhaft, eine bessere Fitness und ein besseres Allgemeinwohlbefinden zu haben? Ein besseres Aussehen zu bekommen und vor allem dem Metabolischen Syndrom einen Tritt in den Hintern zu geben?

Wie könnten Sie beginnen, Ihr Essverhalten zu verändern? Erst einmal sollen Sie es beobachten und aufschreiben. Es ist überaus interessant, selbst ich denke, ich weiß doch, wann ich was esse. Doch das stimmt nicht, wir nehmen nicht alles bewusst wahr, vieles läuft automatisch ab. Schreiben Sie eine Woche lang alles auf, was Sie wann zu sich nehmen. Und, jetzt wird es spannend, notieren Sie sich das Warum dazu und welche Emotionen Sie dabei hatten. Es ist fantastisch, sich selbst zu beobachten. Sie werden tolle Erkenntnisse haben. Sie werden feststellen, dass es oft ›Essens-Auslöser‹ gibt. Diese könnten Sie dann gezielt umgehen. Es ist ein Fakt, dass Übergewicht ein erhöhtes Risiko ist für die Entstehung von Diabetes mellitus und schwerwiegende kardiovaskuläre Erkrankungen mit sich bringt.

Wenn Sie Übergewicht haben und inaktiv sind, haben Sie meistens einen langsamen Stoffwechsel. Sprich: Ihr Grundumsatz ist sparsam. Wenn Sie Ihren Stoffwechsel tunen wollen, müssen Sie auch verstehen, dass es nicht darum geht, ›einfach nur‹ etwas mehr Sport zu machen. Der größte Hebel sind die Kalorien, die Sie zuführen. Das können Sie mit Sport niemals kompensieren. Das heißt jetzt nicht, dass Sport sinnlos ist: Sport hat eine andere Aufgabe. Bewegung hat eine Wirkung auf den Stoffwechsel. Krafttraining und Ausdauertraining haben hier größten Einfluss auf Ihren Stoffwechsel und schalten den Turbo ein. So kann Ihr Körper rund um die Uhr verbrennen.

Bitte machen Sie niemals den Denkfehler: einmal Sport machen = sofort abnehmen. Es ist ein Prozess. Übergewicht besiegen bedeutet, täglich aktiv sein, Sport machen, sich ausgewogen ernähren, entspannen, Stressmanagement und das Verhalten verändern. Das ganze Programm über Jahre in sich verankern und bis ans Lebensende machen. Kurze Ernährungsumstellungen wie 8-Wochen-Programme sind so gesund und effektiv wie Fast Food. Am Körper arbeiten ist wie am Unternehmen arbeiten, da ist es auch nötig, ständig und täglich kluge Entscheidungen zu treffen und zu handeln.

Wenn Sie Übergewicht haben, ist Routine der Feind jeder Veränderung. Üben Sie täglich, etwas an Ihrem Ess- und Bewegungsverhalten zu verändern. Ändern Sie ab heute immer eine Kleinigkeit, gehen Sie beispielsweise 20 Minuten vor Ihrem Frühstück spazieren, oder trinken Sie Ihren Kaffee nur schwarz. Erleben Sie bewusst, wann Sie was essen. Planen Sie bewusst heute Ihre Essenszeiten, und nehmen Sie auch nur zu diesen Zeiten Kalorien zu sich. Wenn Sie sich bewusst machen, was Sie essen und wie viel oder wenig Sie sich bewegen, können Sie auch Ihr Handeln ändern. Damit können Sie Ihre Gewohnheiten besser erkennen und dann ins Change-Management übergehen.

Wer immer nur den bequemsten Weg geht, der wird auf lange Sicht körperlich leiden. Durchbrechen Sie deshalb schlechte Gewohnheiten. Sie haben ein langes, gesundes Leben verdient.

Meine Empfehlungen

- Achten Sie auf die Warnhinweise Ihres Körpers.
- Übergewicht: BMI gleich oder über 25
- stammbetonte Fettverteilung: Taillenumfang > 80 cm bei Frauen, > 94 cm bei Männern
- erhöhter Blutdruck
- erhöhte Triglyzeride
- erniedrigtes HDL – Cholesterin
- Stellen Sie auf eine aktive Lebensweise um und ernähren Sie sich gesund.

4.3 Kopf- und Nackenschmerzen

Der Kopfschmerz als Zeichen, dass eine Pause notwendig ist

Kennen Sie das Gefühl: Sie planen Projekte oder kümmern sich rund um die Uhr um Ihre Familie und den Haushalt, Sie organisieren ständig und haben das Gefühl alles selbst erledigen zu müssen? Sie führen Mitarbeiter, sitzen angespannt vor Ihrem Rechner und haben das Bedürfnis, allem gerecht zu werden. Und dann kommt ein unerwartetes Problem, das noch gelöst gehört, und vor lauter Tun vergessen Sie zu trinken und frische Luft zu tanken, bewegen sich kaum, halten den Kopf starr, und die Spannungen im Nacken bauen sich immer mehr auf, der innerliche Druck nimmt zu, bis der Kopf einfach nur noch wehtut …

Was ist jetzt hier das Problem? Die Art, wie wir gerade mit uns umgehen, oder der Kopf- und Nackenschmerz? Sie und ich kennen die Antwort.

Kopfschmerz, häufig ausgelöst durch fehlende Bewegung und chronischen Stress, schlechte Durchblutung und Wassermangel, oft kombiniert mit einer verspannten Nackenmuskulatur ist das Zeichen schlechthin, sich eine Auszeit zu nehmen.

Meinen Klienten hilft oft mein Halswirbelsäulen-Programm: sich etwas bewegen, ein paar Dehnungen, viel Wasser und den Schlaf hochfahren.

Wenn Sie regelmäßig Kopf- und Nackenschmerzen haben, bitte ich Sie, zu handeln, und zwar nicht in Form von Tabletten. Sondern mit präventiven Maßnahmen und Pausen.

Wenn wir permanent Nackenverspannungen haben, unsere Halswirbelsäule schlecht gesaftet wird, was meinen Sie, was dann mit den Bandscheiben auf Dauer passiert?

Bei unzureichender Bewegung steift Ihre Halswirbelsäule ein. Sie wird nicht mehr ernährt, weil notwendige Aufbaureize fehlen. Über 30 Muskeln mit unterschiedlichsten Ansatzpunkten umgeben Ihre Halswirbelsäule und das untere Schädeldach – und diese Muskeln wollen benutzt werden.

Schmerzmittel sind nicht die Lösung: Sie sollen Ihre Symptome nicht betäuben, sondern aktiv angehen. Wenn der Kopf schmerzt, ist es Zeit für eine Pause. Dann sollten Sie nicht gedopt weitermachen. Das ist völlig unklug und gegen unsere Gesundheit.

Vielarbeitende Menschen haben oft Kopfschmerzen, die durch ein Zuviel an Spannung entstehen. Es sind die zu hohen muskulären Spannungen, die im Laufe der Stunden, Tage, Wochen und Monate den Schmerz aufbauen. Der Blick in den Laptop, der ›Geiernacken‹, das Smartphone in der Hand, der permanente Blick nach unten, die Schräghaltung des Kopfes: Das ist alles Gift für Ihren Nacken und kann sehr häufig zu Nacken- und Kopfschmerzen führen. Es ist hoch belastend und erzeugt punktuelle Druckkraftspitzen. Natürlich helfen hier Massagen, um die Spannung aus der betroffenen Struktur zu nehmen. Eine Massage in Kombination mit der liegenden Pause ist wunderbar. Sie müssen aber hierzu auch selbst aktiv werden. Denn durch die permanente Nichtbenutzung der Halswirbelsäule werden Ihre Bandscheiben kaum versorgt und somit für Verletzungen anfälliger. Eine Kombination aus Pausen, Massagen, Kräftigung und Dehnung wäre ideal. Da es beim Menschen um die Gesamtspannung geht, sollten wir aber nicht nur gezielt etwas für den Nacken tun, sondern uns um das ganze System kümmern. Wir müssen durch gezieltes Training und Pausen das Problem dauerhaft beseitigen. Chronische Nackenschmerzen sind meistens in der Nähe der Bandscheiben und Wirbelgelenke lokalisiert. Gerade diese Strukturen werden nicht durchblutet und können nur durch Bewegung ernährt werden. In der heutigen Zeit halten wir oft viel zu lange die Halswirbelsäule in einer ungünstigen Position. Tablet, Laptop, Auto, Fernsehen und das oft sehr lange am Stück – das sorgt dafür, dass ihr Nacken einsteift. Es kommt zu einer Unterernährung. Von Aufbaureizen, die wir eigentlich brauchen, möchte ich erst gar nicht reden. Deshalb:

Verlieren Sie keine Zeit, und fangen Sie an, Ihre Halswirbelsäule optimal zu versorgen. Und hinterfragen Sie, ob Ihre Tagesplanung es überhaupt Ihrem Kopf erlaubt, spannungs- und schmerzfrei zu sein?

Meine Empfehlungen

- Sorgen Sie für einen ergonomischen Arbeitsplatz.
- Bewegen Sie Ihre Halswirbelsäule täglich.
- Machen Sie mehrmals pro Woche Nackendehnungen.
- Legen Sie mindestens einmal pro Woche ein Halswirbelsäulen-Training ein.
- Sorgen Sie für ausreichend Bewegung an der frischen Luft (Walken, Joggen).
- Nehmen Sie ausreichend Wasser zu sich und schlafen Sie sieben bis acht Stunden pro Nacht.
- Vermeiden Sie ungünstige Nackenpositionen wie den ›Geiernacken‹, da sie hoch belastend sind.

4.4 Energielosigkeit

Leben benötigt gute Energie

Wenn wir uns energielos fühlen: Haben wir einen Mangel an Koffein oder an pushenden Nahrungsergänzungen? Ich denke nicht, dass wir energielos sind, weil uns Nahrung oder Koffein fehlt.

Was ich weiß: Die meisten Menschen schlafen viel zu wenig und konsumieren viele Gifte. Woher soll die Energie kommen, wenn wir den Körper nicht ruhen lassen und ihm nicht das geben, was er wirklich benötigt?

Wenn wir permanent essen und oft ungesundes, wenn der Blutzuckerspiegel Achterbahn fährt, wenn wir uns entzünden durch falsche Nahrung, wenn wir wenig Sauerstoff in die

Zellen lassen, weil wir uns nicht genug bewegen, dann fährt das ganze System runter, und wir werden immer schlapper und müder.

Ich kenne niemanden, der sieben bis acht Stunden schläft, sich gut ernährt, sich ausreichend bewegt und dem Körper seine Pausen gibt – und der schlapp, müde und fertig ist.

Aber auf der anderen Seite kenne ich sehr viele Menschen, die gegen die Gesetze des Körpers leben und schlapp, müde und energielos sind. Meistens leben sie mit ihren ›schlechten‹ Gewohnheiten und wissen gar nicht, dass diese für den Zustand verantwortlich sind. Es gibt ja kein Handbuch für den Körper, es fehlt die ultimative Bedienungsanleitung.

Tanken Sie Ihren Akku mit Wasser, Gemüse, etwas Fisch, ein wenig Fleisch und leckerem Obst auf und bewegen Sie sich ausreichend an der frischen Luft. Sie werden keine Zauberpille finden, die Ihre Akkus auf chemischem Weg auftankt.

Wachen Sie auf, wäre hier der passende Tipp.

Wie wäre es, wenn Sie schon den Morgen anders starten? Sie wollen Energien, sehr gut! Frühstücken Sie? Geben Sie dem Körper morgens die Nahrung, die er braucht, um alle Prozesse am Laufen zu halten? Oder geht es Ihnen wie vielen Menschen, die morgens gestresst ohne Frühstück das Haus verlassen und dann im Laufe des Tages energielos werden und dann die Kontrolle verlieren und alles futtern, was ihnen in die Finger kommt.

Sie wollen Power im Alltag. Dann beginnen Sie mit einem guten und gesunden Frühstück. Meine persönliche Nummer 1: Rührei (aus drei Eiern) auf einem Vollkornbrot und danach eine Banane mit Cashewnüssen und etwas Olivenöl plus einen Apfel, dazu fast einen Liter Wasser und einen Espresso. Dieses Frühstück plus mein morgendlicher Spaziergang mit meinem Hund, das gibt mir Power bis 15 Uhr. Ich brauche dann sehr oft mittags nichts oder nur eine Kleinigkeit zu essen. Denn wer mittags schwer isst, der fällt in ein Energietief und ist noch müder, deshalb vermeide ich gehaltvolle Mahlzeiten in der Mittagszeit.

Dann kann ich mit mehr Energie weiterarbeiten und konzentriert sein.

Ein großer Fehler der heutigen Zeit ist es, ohne Frühstück das Haus zu verlassen. Wer nicht frühstückt, der bekommt früher oder später Heißhunger und holt es dann oft am Abend doppelt und dreifach nach, wenn er nicht schon vorher anfängt, dauernd was zu essen zu suchen. Es ist doch logisch, dass ich, wenn ich morgens eine Breze oder eine Marmeladensemmel esse, spätestens in ein paar Stunden wieder Hunger und/oder ein Energietief bekomme. Bei so einer ungesunden Mahlzeit rast der Blutzuckerspiegel wie eine Rakete nach oben und stürzt danach wieder in den Keller, und der Akku ist leer. Und das Argument, morgens bin ich müde und habe keinen Appetit, ist nur ein Zeichen dafür, dass Sie zu spät ins Bett gehen. Es gab bei Ihnen mit Sicherheit auch mal eine Zeit, in der Sie morgens Hunger hatten und nicht müde waren. Denken Sie einmal darüber nach.

Falls Sie jetzt sagen »Ich habe aber keine Zeit«, dann ist das falsch. Sie nehmen sich keine Zeit. Zeit ist eine Prioritätsfrage.

Schlaf, Wasser, frische Luft und Bewegung sind tolle Möglichkeiten, dem Körper Energie zuzuführen. Wie sieht es da bei Ihnen täglich aus?

Ich erschrecke oft, wenn ich neue Klienten frage, wie viel Wasser sie pro Tag trinken und sie das nicht mal wissen. Ist Wasser nicht für das Überleben wichtig?

Viele Prozesse im Körper funktionieren erst richtig, wenn wir genug trinken. Ich spreche hier auch von Wasser und nicht von einer braunen Brühe oder Saftkonzentraten. Wasser gibt Energie. Schlaf gibt Energie. Das richtige Frühstück ist die Basis für Energie.

Bewegung an der frischen Luft pumpt Sauerstoff in Sie hinein und gibt Power. Das alles braucht der Mensch, damit seine Energietanks voll sind. Ich bin der absoluten Überzeugung, dass mein Körper kein Mülleimer ist. Und deshalb gibt es Dinge, die ich einfach nicht esse.

Energydrinks sind hier auch eine absolute Verliererstrategie.

Im ersten Moment geht die Energie hoch, und dann kommt der Hangover. Wer sich dauerhaft gut und gesund ernährt, der wird dadurch eine deutlich bessere Leistung haben und muss nicht mit Energielosigkeit kämpfen.

Eine kleine Wake-up-Fitnesseinheit von nur 30 Minuten am Morgen gibt Ihnen so viel Kraft, dass Sie deutlich wacher und energievoller werden. Laufschuhe an, 30 Minuten Sauerstoff tanken, eine Wechseldusche hinterher und dann geht es richtig rund.

Die Sportmorgen-Routine empfehle ich allen ›Ich habe keine Zeit‹-Menschen. Früher aufstehen und los gehts. Sport ist eine Pflichtveranstaltung für alle körperlichen und psychischen Prozesse.

Auch Schmerzen wie zum Beispiel Rückenschmerzen können Ihnen Energie rauben, deshalb kommen Sie am regelmäßigen Training nicht vorbei. Egal, von welcher Seite wir das Thema Energie anschauen: Wir kommen am Thema Pflege des Körpers nicht vorbei. Übernehmen Sie die volle Verantwortung für Ihr Energiemanagement.

Wie Sie mit Ihrem Körper umgehen, ist Ihr ganz persönlicher Beitrag zu Ihrer Gesundheit. Und achten Sie auch darauf, Energieräuber wie negative Menschen zu meiden. Menschen, die Sie herunterziehen und alles schlechtreden, rauben nicht nur wertvolle Lebenszeit, sondern auch Ihre Energie. Menschen, die Sie permanent kritisieren, kosten Kraft und Energie. Achten Sie darauf, mit wem Sie sich umgeben, und verbringen Sie weniger Zeit mit Energievampiren.

Meine Empfehlungen

- Planen Sie immer ein gesundes Frühstück mit artgerechter Nahrung ein.
- Trinken Sie viel Wasser, am besten morgens gleich einen halben Liter.
- Bewegen Sie sich und trainieren Sie morgens an der frischen Luft.
- Schlafen Sie sieben bis acht Stunden täglich.

4.5 Depressiv verstimmt

Erfolg muss heute neu gesehen werden. Viele Klienten, die ich kennenlernen durfte und auch betreue, wollen Erfolg haben und sich erfolgreich fühlen. Wenn wir uns aber nur über beruflichen Erfolg, Anerkennung von außen, Karriere und Verdienst definieren, wird es in der heutigen Zeit richtig schwer, glücklich zu sein.

Für mich bedeutet Erfolg, wenn meine Gesundheit stabil ist und ich gute Beziehungen zu meinen Mitmenschen habe. Für mich sind Mütter erfolgreich, die ihre Kinder gut erziehen. Für mich sind Menschen erfolgreich, die sich trotz vieler Arbeit und Verantwortung – sei es im Job und/oder der Familie – selbst nicht vernachlässigen und anderen Menschen helfen.

Wer mit Kraft seine Komfortzone verlässt und akzeptiert, dass das Leben ein Auf und Ab ist, und sein Bestes gibt und sich dadurch selbst entwickelt, der schafft, was er sich vornimmt. Sei es im Sport, Business oder beim Abnehmen: Wenn Sie sich positiv einstellen und Ihrem Leben gegenüber freudig gestimmt sind, werden Sie Ihre Ziele leichter erreichen. Wer sich körperlich gut aufstellt, hat die besten Voraussetzungen dafür, seine PS optimal auf die Straße zu bringen.

Jede regelmäßig ausgeführte Sportart, die eine hohe körperliche Aktivität erfordert, wirkt stimmungsaufhellend. Es ist die einfachste Maßnahme, um gut gelaunt zu sein. Jeder, der einmal intensiv trainiert hat, kennt das tolle Gefühl. Das Besondere beim Krafttraining ist, dass es langfristig die Haltung und Figur verbessert. Das führt dazu, dass man mehr Selbstbewusstsein erlangt. Die Körperhaltung beeinflusst die Psyche genauso, wie umgekehrt die Psyche die Körperhaltung beeinflusst.

Wenn wir intensiv trainieren, dann schütten wir Lactat aus und das führt dazu, dass wir mehr Endorphine ausschütten und uns dadurch wohler fühlen.

Es ist bekannt, dass Krafttraining antidepressiv wirkt. Für mich ist es die klare Nummer 1 in Verbindung mit Laufen in der Natur. Wenn wir intensiv trainieren, wird unser Körper stärker und unsere Haltung besser – dadurch wird auch unsere Stimmung fast zwangsläufig besser. Wie oft habe ich von depressiv verstimmten Klienten das Feedback bekommen: »Wow, ich hätte nicht gedacht, dass mir das Training psychisch so guttut. Ich habe ein ganz anderes Gefühl. Meine komischen Gedanken sind weg und ich habe weniger Angst und Sorge.«

Schauen Sie sich einmal genauer um, wie viele Menschen einfach nur schlecht gelaunt sind und eine miese Laune haben. Haben Sie so etwas schon einmal bei aktiven und trainierenden Menschen gesehen? Waren Sie mal in einem Fitnessstudio oder -kurs und haben dort mies gelaunte Menschen beobachtet? Ich nicht. Häufig sind wir in schlechter Stimmung und haben Unlust, weil wir einfach nur satt gefressen sind, in Bewegungsarmut leben und uns zu viele Gedanken machen. Der Körper kann gar nicht seine volle hormonelle Power entfalten, wenn wir nicht menschengerecht leben und uns ständig mit industriell hergestelltem Essen versorgen und auf das Smartphone starren.

Viele Menschen sind launisch und mies gelaunt, weil ihr Blutzuckerspiegel durch ein Leben, das nicht menschengerecht ist, permanent Achterbahn fährt. Das hat nicht nur mit Nahrung zu tun: Auch Bewegungsarmut, Schlafmangel und Stress und die eigene Einstellung zum Leben beeinflussen das System.

Die meisten Menschen wissen gar nicht, wie viel Einfluss ein artgerechtes Leben auf Ihren Körper und seine geistige Gesundheit hat. Und sie merken nicht, dass sie gegen die Natur leben. Wenn wir Menschen permanent Industrienahrung essen, wenn wir ständig mit 300 Kilometern pro Stunde voll gestresst durch den Tag leben, wenn wir uns kaum bewegen und uns durch zu viel TV- und Smartphone-Konsum wertvolle Lebenszeit klauen lassen und deshalb keine Zeit für Schlaf, Regeneration und Training haben, bekommen wir unweigerlich eine Scheißlaune. Ach ja, da waren noch die vielen Ziele, die wir nicht schaffen …

Wenn Sie total angespannt und schlecht drauf sind, probieren Sie doch mal einen langen, sehr langen und vor allem langsamen Lauf aus (bitte ohne Stöpsel im Ohr, ohne Ablenkung, ohne Zeitmessung und Smartphone). Sie werden sich wundern, was passiert und wie es Ihnen geht. Sensationell – wie auf Werkseinstellung.

Das Problem ist aber, dass die meisten nicht wissen, was nötig ist, um gut gelaunt zu sein.

Nein, keine Pille, kein Pulver, keine Droge. Sondern einfach wieder Mensch werden.

Ich schreibe hier nicht von kranken depressiven Menschen, wobei auch bei ihnen das Krafttraining hilfreich ist. Und wenn es bei klinisch Kranken helfen kann, dann wird es uns auf jeden Fall guttun. Meine Frau und ich sind letzte Woche eine Etappe vom Münchner Jakobsweg gegangen, am dritten Tag, als wir sehr lange durch ein Waldstück gegangen sind, habe ich mir die Frage gestellt: Ist es überhaupt möglich, wenn wir Menschen sehr lange in der Natur unterwegs sind, ohne Handy, ohne Ablenkung, in absoluter Stille, wenn der Geist Ruhe findet, ist es da überhaupt möglich, schlecht drauf zu sein? Ich denke nicht.

Das Umfeld, das wir uns oft selbst aufbauen, führt dazu, dass wir miese Laune bekommen. Wenn wir viele Stunden in der Natur verbringen, hat miese Laune schlechte Karten.

Lieben Sie Ihr Leben so, wie es gerade ist? Darf Ihr Verstand Ruhe finden? Leben Sie selbst- oder fremdbestimmt?

Ich glaube nicht, dass einmal die Woche Yoga oder ein Entspannungskurs die Lösung ist. Das ist als Einstieg ganz gut, aber nur ein kleiner Teil des Puzzles.

Geben Sie Ihrem Körper weniger Reize, um mehr Ruhe zu finden. Gehen Sie mehr in die Natur und das, sooft Sie können. Lassen Sie das Smartphone aus. Ermöglichen Sie Ihrem Verstand, zur Ruhe zu kommen. Wer zu viel grübelt, zu viel Medien konsumiert, sich zu viel schlechte Nahrung zuführt, sich permanent Sorgen macht, wird es nicht schaffen, gut gelaunt zu sein. Das Leben ist dann nicht in der Waage. Wir sind dann vor lauter Reizüberflutungen völlig unausgeglichen, und so verhalten sich sehr viele Menschen. Sie wirken unausgeglichen und gehetzt, gereizt und genervt, gestresst und ausgepowert. Nein, abends vor dem Fernseher sitzen, ist keine Entspannung, auch wenn viele das glauben. Es ist absoluter Müll für unser Gehirn. Alkohol ist ebenso wenig eine Lösung und kann, wenn wir ihn zum Runterfahren nutzen, nicht mehr als Genussmittel angesehen werden.

Negative Nachrichten, negative Schlagzeilen ziehen Sie runter und sorgen für eine schlechte Stimmung. Wie wollen wir positiv leben, wenn wir nur Negatives konsumieren?

Heute, wo ich das schreibe, wird über den zweiten Lockdown entschieden. Das betrifft dann auch mein Personal-Training-Studio. Jetzt prüft auch mich das Leben. Der erste Lockdown war physisch ein absoluter Härtetest. Wie schaffe ich es, gut drauf zu sein trotz der Existenzangst, trotz der Angst, Mitarbeiter entlassen zu müssen und viele Klienten zu verlieren?

Ich akzeptiere die Situation und entscheide mich, mein Bestes zu geben. Fällt es mir leicht? Nein, ganz und gar nicht.

Das Unvorhersehbare gilt es jetzt zu akzeptieren. Das Leben ist nicht Amazon, ich kann nicht einfach alles, was ich will, in den Warenkorb packen.

Die einzige Konstante im Leben ist der Wandel.

Ich entscheide mich bewusst, mit dem, was kommt, zufrieden zu sein.

Wut, Ärger, Trauer und Hoffnung gehören zum Leben dazu.

Ich sehe das so: Entweder eine Situation ist günstig oder nicht so günstig für mich. Jetzt habe ich gerade eine nicht so gute Situation, um meine Ziele zu erreichen. Ich werde mir den Kopf sozusagen frei laufen und meine Stimmung mit positiven Büchern und guter Nahrung bei bester Laune halten.

Jetzt gilt es: Weniger bis kaum Nachrichten zu konsumieren, denn diese sind alles andere als gut für den Geist. Das alles hat Einfluss auf die Gegenwart und kann die Stimmung kippen. Man wird zu dem, was man denkt.

Deshalb akzeptieren Sie Dinge, die Sie nicht ändern können, und üben Sie das Loslassen. Geben Sie Ihrem Körper und Geist ausreichend Bewegung in der Natur, trainieren Sie und ernähren Sie sich so gesund, wie Sie können, um Spaß am Leben mit einem gesunden Körper zu haben.

Was uns nicht nur beim Abnehmen, sondern generell im Alltag guttut, ist das Wort ›heute‹. Heute entscheide ich mich, weniger zu essen und 60 Minuten zu walken, was morgen ist, sehe ich dann. Wenn wir ständig auf den gesamten Weg schauen, auf all die Kilogramm, die wir abnehmen wollen, dann kann das schon ganz schön deprimieren.

Ich entscheide mich jeden Tag, jeden Morgen neu. Nur der Tag heute zählt. Heute ziehe ich den Sport noch einmal durch, morgen schaue ich weiter.

Sie und ich, wir haben täglich die Wahl, uns zu entscheiden, wie wir denken wollen und was wir tun möchten. Sie wollen, Sie müssen nicht.

Natürlich hat jeder Mensch eine andere Vorstellung davon, was für ihn Erfolg und ein erfülltes und glückliches Leben bedeuten. Ich bin absolut glücklich, wenn es meinem Umfeld gut geht, alle gesund sind, wenn mein Körper funktioniert und ich Zeit mit meiner Frau und Familie verbringen darf.

Meine Empfehlungen

- Definieren Sie Erfolg für sich neu.
- Machen Sie Kraft- und Ausdauertraining.
- Machen Sie lange, langsame Läufe oder walken Sie im Freien.
- Machen Sie täglich lange Spaziergänge.
- Schränken Sie den Nachrichtenkonsum ein.
- Seien Sie oft bewusst offline.

4.6 Keine Kraft, Beweglichkeit und Kondition

Laut WHO bewegen sich weltweit 1,4 Milliarden Menschen so wenig, dass sie dadurch das Risiko von Herzkreislauf-Erkrankungen, Diabetes Typ 2, Demenz und verschiedener Krebsleiden erhöhen. Wir alle sitzen einfach viel zu viel.

Die Folgen des Bewegungsmangels sind gravierend: Viele Menschen leiden beispielsweise an chronischen Rückenschmerzen. Und das ist noch das geringste Übel. Neben falscher Nahrung und Rauchen ist der Bewegungsmangel eine der häufigsten Ursachen für Zivilisationskrankheiten, wie zum Beispiel Bluthochdruck, Diabetes mellitus und Herzkrankheiten.

Wenn Sie keine Kraft, Beweglichkeit und Kondition haben, ist das ein klares Zeichen dafür, dass Sie zu inaktiv sind. Ihr Körper passt sich Ihrem Leben an, Sie haben die Kraft, die Sie sich selbst erarbeiten im Alltag und dadurch, wie aktiv oder inaktiv Sie sind.

Ihre heutige Beweglichkeit spiegelt ganz klar Ihre letzten Jahre wider. Ob Sie geschmeidig wie ein Leopard oder ob Ihre Gelenke steif wie ein Stein sind, hat damit zu tun, in welchem Umfang Sie sich, genauer gesagt Ihre Gelenke bewegt haben. Ihre Herzleistung ist davon abhängig, inwieweit Sie Ihren Motor regelmäßig trainiert haben, wie viele Kilometer Sie regelmäßig bewältigen.

Alle körperlichen Defizite haben ihren Ursprung im Bewegungsmangel.

Können Sie noch einen Kasten Wasser hochheben und in den 1. Stock tragen? Haben Sie genügend Kondition, um mit Ihren Kindern etwas Fußball zu spielen? Sind Sie in der Lage, ein paar Stockwerke flott hochzugehen, ohne gleich außer Puste zu sein?

Wenn Sie geschmeidige, gut funktionierende Gelenke haben wollen, sollten Sie sich aktiv darum kümmern. Was Sie nicht benutzen, baut der Körper ab – so rostet er ein. Wenn Sie sich wenig bewegen, werden die Muskeln und Sehnen dünner, verletzungsanfälliger und verschleißen viel schneller. Schmerzen sind hier programmiert.

Und ich sage es Ihnen geradeheraus: Ihr Motor, Ihr Herz, Ihre Kondition sind lebenswichtig. So einfach ist das.

Es ist nicht normal, dass wir mit zunehmendem Alter unfit, dick, kaputt, unbeweglich sind und uns mit Medikamenten vollpumpen müssen.

Nein, das ist nicht angeboren, das ist unser Lebensstil.

Es gibt aber Hoffnung. Sie können in jedem Alter stärker, fitter, schlanker und gesünder werden. Egal, wie alt Sie sind, egal, wo Sie stehen: Sie können alles wieder bewegen, trainieren, aufbauen.

Ist es leicht und geht es schnell? Nein, es ist anstrengend und dauert ein Leben lang.

Belasten Sie Ihren Körper mit Training, gehen Sie regelmäßig spazieren, und joggen Sie. Schonen Sie sich nicht. Suchen Sie sich ein sportliches Hobby und nehmen Sie es nicht einfach hin, dass Sie schwächer und kaputter werden.

Als Erstes müssen Sie Ihre Schwachstellen aufbauen, aktiv ins Handeln kommen. Eine Therapie ist gut, ein Training vollendet das Ganze aber erst. Alle Zutaten müssen stimmen, damit Sie mehr Kraft, Beweglichkeit und Ausdauer bekommen.

Die Frage ist: Sind Sie es sich selbst wert, mehr Kraft, Beweglichkeit und Kondition zu haben?

Wir hatten noch nie so viel Bewegungsmangel wie heute und Sitzen ist das neue Rauchen. Das Stehpult und der Massagesitz im Auto werden Sie auch nicht fitter und schmerzfreier machen.

Der Arbeitsplatz, das Auto und abends die Couch führen ohne Ausgleich auf Dauer zu verkürzten und degenerieren Muskeln. Der Körper hat keine Chance, gesund, fit und leistungsstark zu sein – wenn Sie nicht regelmäßig trainieren.

Es sind absolute Warnhinweise, wenn Sie Ihren Körper nicht mehr richtig benutzen können. Dann müssen Sie aktiv werden.

Sie müssen trainieren, Sie müssen Kraft, Ausdauer und Beweglichkeit trainieren.

Die Klienten mit den meisten körperlichen Problemen sind genau die, die am wenigsten ins Training kommen. Es sind genau die, die absagen, wenn es im Business am stressigsten wird. Ihnen ist ihr Körper dann einfach nicht wichtig genug. Leider sind es meistens die Männer. Sie haben ein Unternehmen oder eine Führungsposition und opfern sich oft bis zum körperlichen Totalschaden auf. Es ist schwer, von außen zuzuschauen, wie durch viel Stress, wenig Schlaf, kaum Bewegung und schlechte Nahrungszufuhr der ganze Körper dahinvegetiert.

Auf der anderen Seite gibt es Klienten, die sind 60 Jahre und stecken die 40-Jährigen in die Tasche, was Fitness und Gesundheit betrifft.

Ich frage mich oft: Wenn ein Mensch mit 40 Jahren schon so kaputt ist, dass er nicht mal zehn Minuten am Stück laufen kann und noch denkt, das sei normal, wie ist der erst mit 50 oder 60 Jahren gesundheitlich beieinander?

Lassen Sie es mich mal provokant sagen: Wer essen will, muss auch jagen können. Wer gesund sein will, muss jagen können. Durch die Jagd werden wir fitter und bleiben stark. Jagen und sammeln bedeutet: laufen, viel zu Fuß gehen, heben, klettern, schwimmen. Heute könnte man es auch ›Training‹ nennen.

Ein Körper, der nicht jagt (also keine Bewegung hat), der braucht auch nicht viel Nahrung. Wer nicht trainiert, umgeht alle evolutionären Prozesse. Er behandelt seinen Körper nicht mit der Liebe und Aufmerksamkeit, die der verdient. Unser Körper, unsere Gesundheit sind ein Geschenk, und wir sollten dankbar sein, dass wir unsere Gesundheit größtenteils selbst in der Hand haben.

Wer seinen Bewegungsapparat nicht benutzt, und das jahrelang, der kann seine Gesundheit nur verlieren. Wenn Sie fast nur sitzen, ohne regelmäßig zu trainieren, ist der Totalschaden programmiert.

Lieber Leser, ich kann es gar nicht genug betonen: Das Leben, das viele Menschen leben, ist für den Bewegungsapparat eine absolute Katastrophe.

Meine Empfehlungen

- Vereinbaren Sie mit sich selbst Ihre Trainingstermine.
- Tragen Sie sich Ihre Trainingseinheiten fest in den Kalender ein.

5

DIESE PROBLEME ERWARTEN SIE IM FITNESS-STUDIO

90 PROZENT DER FITNESS-STUDIO-MITGLIEDER ERREICHEN IHRE ZIELE NICHT. DAS HAT MEHRERE GRÜNDE.

Die wichtigsten Gründe werde ich Ihnen hier aufzeigen.

Viele Menschen, die in einem Fitnessstudio trainieren, bekommen einen Trainingsplan von der Stange, Sie werden nicht richtig aufgeklärt und von echter Betreuung ist wenig zu sehen. Sie haben aber einen Vertrag und sind Mitglieder, sie haben ein Recht auf einen ehrlichen und guten Trainingsplan. In diesem Kapitel erkläre ich, was Ihre Rechte als Mitglied in einem Fitnessstudio sind. Außerdem erfahren Sie, was alles nötig ist, um erfolgreich zu trainieren und wie Sie Ihren Trainer dazu bringen, Ihnen einen lösungsorientierten Plan zu erstellen.

5.1 Ehrlichkeit über Erfolge

Ziel eines Fitnessstudios ist es, Ihnen einen Vertrag zu verkaufen. Boom. Das ist meine ganz persönliche Meinung. Finde ich das jetzt schlecht? Nein. Wenn Sie Gesundheit verkauft bekommen, ist das erst einmal eine gute Sache.

Ich habe aber oft festgestellt, dass der Verkauf und die Mitgliedschaft oft wichtiger sind als der Mensch. Es ist immer das gleiche Prozedere: Frau Meier möchte gerne abnehmen, geht zum Fitnessstudio um die Ecke und vereinbart dort mit einem Trainer einen Termin. Entweder ist das ein Beratungsgespräch und/oder gleich ein Probetraining (also Körperverletzung ohne vorherigen Eingangs-Check).

Frau Meier schildert offen die Ziele, die sie erreichen möchte und wo es sonst noch zwickt. Und dann stellt sie die alles entscheidenden Fragen: »Kann ich das schaffen? Zwölf Kilogramm abnehmen und wieder weniger Schmerzen im Rücken haben? Wie lange muss ich trainieren, um Erfolge zu sehen? Wie oft pro Woche sollte ich trainieren?«

Und jetzt beginnt meist der unehrliche Verkauf. Glauben Sie mir: Frau Meier wird nicht die Wahrheit erfahren, wie hart und lang so ein Weg sein kann. Wie intensiv und regelmäßig sie trainieren muss und dass Anfänger fast ein Jahr lang sehr leicht und vorsichtig trainieren sollten. Dass sich ihr Körper erst einmal kaum so formen wird, wie sie es sich vorstellt oder gerne hätte. Dass es ein langer Prozess ist, weil der Umbau des Körpers dauert.

Frau Meier wird auch nicht erfahren, dass zu 70 bis 80% die Ernährung eine Rolle spielt. Puh, da würde sie den Vertrag wahrscheinlich nicht unterschreiben, wenn sie das alles wüsste.

Mir ist bewusst, dass viele Einsteiger sehr hohe Ziele haben. Schwabbeliges Gewebe soll schnell straff werden. Der Bierbauch war im letzten Urlaub nicht der Renner und soll nun ein Sixpack werden. Der Rücken soll auch stabil und schmerzfrei werden, während die Kondition parallel aufpoliert wird. Das alles soll natürlich in kürzester Zeit erfolgen – Jahrzehnte lange Fehlernährung und Bewegungsmangel sollen in ein paar Monaten korrigiert werden. Die falsche Zeitvorstellung paart sich gleich mit der Illusion, was wirklich alles getan werden muss, um das alles zu erreichen.

Nur 5 bis 10% aller Fitnessstudio-Mitglieder erreichen ihre Ziele! 90% der Mitglieder scheitern!

Das heißt: Gefragt sind der Trainer, sein Wissen und die Kunst, den Menschen zum Ziel zu bringen. Nur wirklich gut geschultes Personal kann Ihnen zum Erfolg verhelfen. Spektakuläre Maschinen, die sich selbst einstellen, Fitnesstrends und Hüpfkurse sind nicht die Lösung. Sehr gute Trainer arbeiten nicht nach Fitnesstrends, sie bedienen auch keine Maschine und füllen vorgefertigte Trainingspläne aus. Gute Trainer fordern und fördern Sie. Auf der Trainingsfläche muss immer ein Trainer aktiv sein. Er kümmert sich um Sie. Der kümmert sich darum, dass Sie richtig trainieren, und sorgt für eine gute Trainingsatmosphäre im Studio. Das ist sein Job.

Sie müssen sich gut aufgehoben und betreut fühlen. Wenn Sie korrekt, sicher und effektiv trainieren wollen, sollten Sie sich auch beobachtet fühlen. Ein Trainerblick zu viel ist besser als einer zu wenig. Wenn Sie nicht öfter pro Trainingseinheit korrigiert werden, hat das Training so viel Wert wie Ravioli aus der Dose, die ein Sterne-Koch serviert. Gerade Anfänger müssen oft korrigiert werden. Es sollten sich keine Fehler einschleichen und das Geübte muss sauber ausgeführt werden, damit es einen gesunden Nutzen hat. Auch erfahrene Mitglieder, die schon richtig schwer trainieren, müssen sofort auf falsche und unsaubere Ausführungen hingewiesen werden.

Um erfolgreich Muskeln aufzubauen, Fett zu verlieren, fit und stark zu werden, sodass wir im Alter noch Spaß mit unserem Bewegungsapparat haben, sollten wir unsere Trainingszeit richtig nutzen. Fordern Sie Ihr Fitnessstudio und deren Trainer.

Werden Sie aktiv und sagen Sie Ihrem Studiotrainer, dass Sie den besten Plan brauchen, den Sie nur bekommen können. Sie bezahlen schließlich für Gesundheit einen Mitgliedsbeitrag.

Meine Empfehlung

Lassen Sie sich genau aufklären, wie lange Sie benötigen, um ein Ziel zu erreichen und was die Maßnahmen sind.

5.2 Es beginnt bereits beim Eingangs-Check

Das Fundament für ein gesundes und erfolgreiches Training ist der Eingangs-Check. Bevor Sie ein Training starten und ein Plan überhaupt erstellt werden kann, muss erst ein gründlicher Eingangs-Check erfolgen. Ohne diesen Check ist ein Training nicht möglich, und es droht sogar eine Körperverletzung.

Der Trainer muss erst einmal wichtige Daten ermitteln und erfragen, ob etwa körperliche Einschränkungen vorliegen und ob es Risikofaktoren gibt:

- Wie ist Ihre sportliche Vorgeschichte?
- Haben Sie schon Diäten gemacht?
- Was für Ernährungsgewohnheiten haben Sie?
- Wie ist Ihr aktueller Leistungszustand?
- Sind Sie aktuell in ärztlicher Behandlung und nehmen Sie Medikamente?
- Wann wurden Sie wo operiert?
- Wie lange ist Ihr letzter Arztbesuch her?
- Gibt es ein aktuelles Blutbild?
- Wie fühlen Sie sich heute?
- Wie ist Ihr Schlafverhalten? Haben Sie Schwierigkeiten beim Einschlafen oder Durchschlafen?

Das sind einige der wichtigen Fragen. Ein komplett detaillierter Eingangs-Check macht im Rahmen dieses Buches keinen Sinn, da er immer auch individuell ist.

Der Check-up lebt schließlich von der Kommunikation zwischen Klient und Trainer. Oft vergessen Menschen wichtige Hinweise, deshalb braucht der Trainer viel Erfahrung, ein gutes Auge und gute Fragen, um alle relevanten Daten zu erfahren und daraus dann die Trainingsmaßnahmen abzuleiten.

Es ist auch sinnvoll, vorher den Arzt Ihres Vertrauens zu kontaktieren, um Ihren Gesundheitsstatus zu klären.

Ohne einen vernünftigen Check-up kann es keinen guten Trainingsplan geben. Das Ziel ist es, so viel Informationen über Ihren Bewegungsapparat und Ihren körperlichen und psychischen Zustand zu erfahren, dass der Trainingsplan ganzheitlich wird und Sie an das gewünschte Ziel bringt.

Jeder Mensch und jeder Körper hat eine eigene Geschichte und diese spielt in das Trainingsgeschehen mit ein.

Es gibt verschiedenste Möglichkeiten, den Eingangs-Check zu machen, diese Daten dürfen nicht fehlen:

- Herzkreislauf-Status (Blutdruck, Ruhepuls, Kardiologe)
- Haltungsbefund
- Prüfung von Asymmetrien, Rechts-Links-Dysbalancen
- Beweglichkeitstest
- Krafttest
- Körperzusammensetzung (BIA-Messung)
- Pulsermittlung (Spiro, Lactat)
- körperliche Einschränkungen
- Risikofaktoren
- Ziele

Erst wenn alles gründlichst erfragt und geprüft wurde, kann Ihr Trainer einen Trainingsplan erarbeiten oder mit Ihnen ein Probetraining machen.

Wir benötigen für den reinen Check eineinhalb bis zwei Stunden. Danach wird der Trainingsplan erstellt.

Der Trainingsplan wird mit regelmäßigen Re-Checks optimiert. Beim Re-Check prüfen wir, ob das, was wir geplant haben, auch Wirkung zeigt. Danach kann man die Trainingsmaßnahmen weiter optimieren.

Meine Empfehlungen

Achten Sie darauf, dass die oben aufgezählten Punkte bei Ihrem Check-up abgeklärt werden.

5.3 Kein Trainingsplan oder der falsche

Es geht nichts über einen Trainingsplan, der Erfolge bringt. Ein Plan, der Ihnen Spaß macht und den Sie gemeinsam mit Ihrem Lieblingstrainer erarbeitet haben. Die Übungen müssen verständlich sein, Sie sollten aufgeklärt werden, warum Sie genau diese Übung machen und was das Ziel dieses Planes ist.

Sie können auf Dauer nur dann Erfolg im Training haben, wenn es regelmäßig und über einen langen Zeitraum stattfindet. Deshalb sollte der Plan – so nenne ich es – ›spannend‹ sein. Er soll Sie fordern und fördern, und manche Übungen sollen Ihnen Ihre Grenzen zeigen.

Ihr Trainingsplan sollte:

- Ihre Schwachstellen korrigieren.
- Ihr Ziel im Fokus haben.
- Ihren Körper rundum leistungsfähig machen.
- sicher sein und Ihnen helfen, in kürzest möglicher Zeit Ihr Ziel zu erreichen.
- regelmäßig die Übungen variieren.
- eine Mischung aus Maschinen- und freien Übungen und Dehnungen beinhalten.
- Ihr Herz stärken.

Es ist sehr schade, dass in vielen Fitnessstudios die Menschen nur in Maschinen gesetzt werden und diese teilweise während des gesamten Trainings nicht verlassen. Für mich sieht das ganz klar nach Abstellgleis aus. Wenn Sie Anfänger sind und wenig

Körpergefühl haben, können Sie ruhig mit einem Maschinenzirkel starten. Und wenn Sie zu lange in der Maschine trainieren und stärker geworden sind, schieben Sie die Maschine durchs Studio, falls Sie kein Plan-Upgrade bekommen. Dann haben Sie die Aufmerksamkeit des Trainers.

Mir ist bewusst, dass es meistens einen wirtschaftlichen Grund hat, wenn der Klient nur in Maschinen gesteckt wird. Der Trainer hat wenig Betreuungsaufwand und das Studio kann seine Geräte bewerben. Vielleicht schafft man es sogar, den Klienten schneller ›durchzuschleusen‹. Es gibt sogar Anbieter, bei denen jeder den gleichen Zirkel durchläuft. Das finde ich sehr gruselig.

Die Mischung macht es, die Variation an Übungen. Freie Übungen sind wichtig, um Massen im Raum zu beherrschen, so wie wir es im Alltag auch brauchen. Wir müssen auch schwer heben können, etwas länger tragen oder schieben. Wir müssen laufen und uns sicher und standfest fortbewegen können. Wir müssen Kräfte beherrschen können – sei es beim Golfen oder Tennis, beim Tragen des Kindes, beim Fußballspielen mit den Enkeln. Deshalb ist es wichtig, Maschinen- und freie Übungen zu mischen.

Ich möchte noch eines anmerken: Trainingstrends sind der falsche Ratgeber! Immer! Sie werden gehypt, die Werbetrommel läuft, und irgendwann kräht kein Hahn mehr danach. Nehmen Sie zum Beispiel Zumba.

Ihr Trainingsplan muss Sie fordern, nicht überfordern. Wenn Sie Ihren körperlichen Zustand verbessern möchten, müssen die Gewichte schwer genug sein, damit Sie einen aufbauenden Reiz setzen. Es ist eine Kunst, nicht zu wenig, aber auch nicht zu viel Gewicht zu wählen. Ist die Belastung zu gering, haben wir eher gymnastische Effekte, was auch gut ist, uns aber nicht stärker und fitter macht. Oft sehe ich Menschen im Studio Gewichte wählen, die so leicht sind, dass Autofahren mehr Muskeln aktiviert. Das darf nicht sein.

Eines vorweg: Mir geht es hier nicht um Leistungssport, das sind ganz andere Dimensionen.

Ich möchte, dass Sie verstehen, dass ein Plan Sie besser machen muss. Sonst haben Sie Ihre Zeit verschwendet.

Es gibt aber auch Gefahren, wenn der Plan komplett daneben liegt, die Übungen kontraproduktiv sind und Gewichte falsch gewählt werden. Oder wenn die Maschinen nicht perfekt auf Ihren Körper eingestellt sind oder die Übungswahl einfach nur dumm ist. Fragen Sie Ihren Trainer genauestens zu jeder Übung:

- Warum mache ich sie?
- Führe ich sie perfekt aus?
- Sollte ich sie in einer Maschine oder lieber frei machen?
- Ist diese Übung gut für mein Gelenk?
- Wie schnell soll ich sie ausführen?
- Atme ich richtig?
- Ist der Trainingsreiz ausreichend?
- Muss ich daheim auch was machen?

Wer fragt, der führt.

Ihr Körper ist und wird ein Produkt seines Trainingsplanes.

Das oberste Gebot im Training ist die Sicherheit. Das heißt: Führen Sie die Übungen langsam aus. Trainieren Sie konstant, bevor es intensiver wird. Ihr Plan muss auf Sie individuell abgestimmt sein und nicht standardisiert. Ihr Training muss auch zu Ihrer Persönlichkeit passen.

Ein guter Plan muss alle Übungen enthalten, die Sie an Ihr Ziel bringen und Ihren Alltag und Ihre Gesundheit verbessern.

Ihr Trainingsplan muss regelmäßig verfeinert werden, und dass die Übungen variieren, ist selbstverständlich. Ihr Trainer, am besten immer derselbe, der Sie schon kennt, kann dann die Fortschritte erkennen und messen. Und er muss den Plan regelmäßig anpassen und optimieren. Ein Trainingsplan ist ein fließender Prozess und darf nicht immer das Gleiche beinhalten.

Ihr Trainer muss die Übungen vormachen, alle wichtigen Informationen erklären und Sie bei Ihrer Ausführung kontrollieren. Ein gut geschulter Trainer kann Sie zum Erfolg bringen. Für diese Leistung braucht es keinen Eiweiß-Shake-Macher, Tablet-Bediener oder Trainingsplan-Ausfüller, sondern einen kompetenten Trainer.

Sie brauchen für Ihren Plan gerade am Anfang eine perfekte Einweisung und genauso muss es auch weitergehen. Oft erlebe ich, dass sich Studios gerade am Anfang Mühe geben und dann, nach drei Monaten, trainiert das Mitglied auf eigene Faust. Der Trainer muss den Klienten aktiv an die Hand nehmen und ihn immer betreuen. Für mich ist es selbstverständlich, dass der Trainer auf der Fläche mit jedem Mitglied ein Schwätzchen hält und nach dem Rechten sieht.

Suchen Sie sich den Trainer, der zu Ihnen passt, mit dem die Chemie stimmt, dem Sie vertrauen können und den Sie auch immer gerne sehen wollen. Denn nur dann werden Sie zu den 10% der Gewinner gehören, die ihre Ziele auch erreichen.

Ein Trainingsplan muss diese Inhalte liefern:

- globales Warm-up
- lokales Aufwärmen
- Hauptteil
- Cool-down
- unterschiedlichste freie Zugübungen
- viele Lang- und Kurzhantelübungen
- gezielten Einsatz von Maschinen
- Körpergewichtsübungen
- Integration diverser Kleingeräte
- verschiedenste Widerstände
- Lösungen für daheim, den Urlaub und für Reisen
- dazu führen, dass Sie Ihr Ziel erreichen.

Ich denke, inzwischen dürfte klar geworden sein, dass ein Wochenend-Hobbytrainer Sie nicht an Ihr Ziel bringen kann.

Meine Empfehlungen

- Lassen Sie regelmäßig Re-Checks machen.
- Lassen Sie sich Ihren Plan regelmäßig aktualisieren.
- Fordern Sie Ihren Trainer aktiv auf, Sie regelmäßig zu korrigieren.

5.4 Die Gefahr des Vergleichens

Viele meiner Klienten haben das Ziel, eine gute Figur zu bekommen, ihre Leistungsfähigkeit zu verbessern und den Rücken stark zu machen. Ich denke, jeder Mensch möchte das. Im Personal Training gibt es keine Vergleiche, keine Prahler und Protzer, die laut Gewichte stemmen und brüllen. Da, wo es um Erfolge geht, findet man oft ›Pumper‹ – und das kann dem ein oder anderen Angst machen. Zugegeben: Ich pumpe auch gerne. Aber was ist hier oft das Problem?

Der Mensch neigt dazu, sich mit anderen zu vergleichen. Und das ist im Fitnessstudio fatal und kann sehr schnell demotivieren. Wenn Hans Huber an der Brustpresse fünf Kilogramm drückt und er den mitleidigen Blick eines Pumpers mitbekommt, kann das wehtun. Oft kommt es auch zu Hierarchie-Spielchen, die nicht jeder lustig findet. Lassen Sie sich von so etwas nicht irritieren und beeindrucken, und machen Sie einfach immer weiter. Wenn Sie erst mit Mitte 40 mit dem Training starten, ist es doch klar, dass jemand, der kontinuierlich trainiert, seit er 20 ist, mehr kann und anders aussieht. Das Schöne ist: Egal, wie alt, fit oder unfit Sie gerade sind, Sie können Ihre Kraft verdoppeln und immer Muskeln aufbauen. ABER: nicht in drei Monaten. Es dauert und kostet Zeit und Schweiß.

Es ist egal, wer wie viel drückt, hebt oder stemmt. Es ist egal, wie dick oder dünn Sie sind. Wir alle haben im Studio das gleiche Ziel und wenn Sie mutig sind, fragen Sie ruhig ein anderes Mitglied, jemanden, der schon da ist, wo Sie hin möchten, nach ein paar Tipps. Sie werden sehen, wie nett und hilfsbereit ein Pumper ist.

Trainingserfolge erfolgen außerhalb der Komfortzone und Fitnessstudios ohne Freihantelbereich sollten Sie meiden. Wenn Sie in ein Studio kommen, in dem absolute Ruhe herrscht, jeder von Maschine zu Maschine geht, nichts mehr eingestellt werden muss und kein Schweiß fließt, in dem niemand vor Anstrengung mal laut stöhnt, kein Eisen scheppert und niemand laut spricht oder lacht, dann laufen Sie so schnell Sie können. Das Studio wird Sie nicht weiterbringen, denn die Trainingsatmosphäre ist essenziell wichtig für Ihren Erfolg.

Meine Empfehlungen

- Lassen Sie sich Freihantel-Übungen zeigen.
- Unterhalten Sie sich mit Mitgliedern, die da sind, wo Sie hin wollen.
- Bauen Sie geduldig Ihr Fundament auf.

5.5 Alleingelassen

Es schien erst einmal ein ganz normaler Auftrag zu werden, der sich dann zu etwas Wundervollem entwickelt hat.

Mich rief eines Tages eine besorgte Mutter an. Ihr 15-jähriger Sohn hat Knie- und Hüftschmerzen, er hatte eine schwere Operation, die Kniegelenke wurden umgestellt, und er kommt jetzt im Alltag nicht gut zurecht. Er läuft unrund, hat Schmerzen und weiß nicht, wie er damit umgehen soll.

Ich finde es erst einmal wundervoll, dass eine Mutter einen Personal Trainer für Ihr Kind buchen möchte, damit es wieder fit wird.

Schon im ersten Termin spürte ich, dass die Chemie perfekt stimmt. Wir können nicht scheitern. Ich merke sehr schnell, ob jemand es wirklich ernst meint und bereit ist, sich zu verändern.

Das liest sich jetzt vielleicht sehr optimistisch, aber ich bin ein absoluter Optimist und glaube an die Gesetze des Körpers. Wenn zwei positiv gestimmte Menschen an einem Körper arbeiten, kann es nur gut gehen.

Wir haben über Wochen und Monate an seinem Bewegungsapparat gearbeitet. Das Ziel war es, ihm zu zeigen, dass auch er nach dieser Operation wieder fit werden kann. Die Termine waren sehr intensiv – mental wie körperlich.

Von Termin zu Termin gab es eine deutliche Verbesserung. Natürlich kam es auch zu Tiefen und ein paar Rückschlägen. Manchmal waren Telefonate nach den Terminen oder Fragen per WhatsApp nötig, aber es ging alles in die richtige Richtung.

Wir mussten ihn fit und leistungsfähig bekommen, damit er die nächste Operation gut verarbeitet. Ich habe selten so einen kleinen Champion erlebt. Er war etwas übergewichtig, hatte Schmerzen und wusste, dass die nächste Operation bald wieder ansteht.

Ich kenne eine Handvoll Menschen, die in seiner Situation aufgegeben hätten. Er aber nicht. Jeden Termin hat er wahrgenommen, alle Trainings- und Ernährungsmaßnahmen zu 90% umgesetzt.

Wir haben ihn nicht nur stabil und schmerzfrei bekommen, sondern haben auch noch eine Menge Körperfett reduziert, sodass er muskulöser und leistungsfähiger wurde. Er konnte sogar 50 Minuten am Stück joggen. Das ist eine Sensation!

Wenn so ein junger Mensch, er war damals 15 Jahre alt, mir so ein Vertrauen schenkt, dann ist es etwas sehr, sehr Wertvolles und Besonderes. Es sind Momente, die man als Trainer nicht vergisst. Es sind die Momente, für die ich meinen Job liebe.

Als er dann seine zweite Operation überstanden hatte, war es Zeit, dass er mehr macht und sich ein Fitnessstudio in seiner Nähe sucht. Denn bei fast allen orthopädischen Verletzungen, mit oder ohne Operation, ist regelmäßiges Training Pflicht.

Wir haben nach Zusatztrainingsmöglichkeiten gesucht, damit er seinen Körper noch mehr stärkt. Mein Klient, der jetzt wirklich sehr gut da stand, sollte nun mehr allein tun, denn das Ziel ist es, das im Personal Training Gelernte auch allein umzusetzen.

Mein Klient war gestern wieder bei mir im Training und wir haben eine Körperstruktur-Analyse gemacht und uns seine Oberschenkelmuskulatur angesehen beziehungsweise gemessen.

Daraufhin analysierten wir seinen Trainingsplan vom Fitnessstudio und ich fragte ihn, wie oft er bei den einzelnen Geräten korrigiert wird. Seine Antwort war: »Gar nicht!« Kein einziges Mal.

Ich fasse noch mal zusammen: Er hatte schwere Knieoperationen. Er musste dringend Muskeln aufbauen. Der Trainer im Studio weiß das, und warum, verdammt noch mal, wird keine Aufsicht gemacht? Warum wird so ein junger Mann allein gelassen? Wo doch sein Ziel ist, schnell schmerzfrei und belastbarer zu werden, den Rücken zu stärken und mehr Muskeln aufzubauen.

Warum wird dann kein Vorher-/Nachher-Check gemacht? Warum wird nicht geschaut, wie der aktuelle Stand ist?

Gerade bei Kindern und Jugendlichen muss aufgrund des Körperwachstums die Maschineneinstellung regelmäßig überprüft werden!

Nach operativen Eingriffen muss die Betreuung perfekt sein. Irgendwann ist die Physiotherapie oder Reha vorbei, dann brauchen Sie ein neues Trainingsumfeld, auf das Sie sich verlassen können. Besonders nach stationären Aufenthalten müssen Sie sich ein Studio suchen und weiter machen. Gerade jetzt ist die Betreuung unglaublich wichtig.

Ich finde es beschämend für die ganze Branche, wenn Trainer Ihre Pflicht nicht erfüllen. Wir Trainer haben eine Verantwortung für unsere Klienten, und wer keinen Bock auf den Job hat, sollte ihn nicht machen.

Nehme ich das jetzt etwas persönlich? Reagiere ich emotional? Ja, klar! Natürlich. Wir haben mit dem, was wir tun oder nicht tun, eine Mitverantwortung unseren Klienten gegenüber.

Trainer müssen das tun, wofür Sie da sind. Und das ist: Menschen sicher zu ihrem Ziel führen. Und zwar nach bestem Wissen und Gewissen, mit dem heutigen Stand der Trainingswissenschaft. Wir Trainer müssen alles tun, um unsere Klienten immer etwas besser zu machen.

Unwissenheit darf keine Ausrede sein. Wenn ich als Trainer etwas nicht weiß, dann frage ich jemanden, der es weiß, dann lese ich Fachbücher und besuche Seminare. Aber Augen zu und durch, das geht nicht.

Leider werden in vielen Fitnessstudios die Mitglieder allein gelassen, es wird zu wenig korrigiert, und manche Menschen werden kaum beachtet.

Wenn Sie in einem Studio Mitglied sind, fordern Sie Ihren Trainer regelmäßig auf, dass er Sie bei den Übungen beobachtet und korrigiert. Das ist Ihr gutes Recht als zahlendes Mitglied.

Es wäre wünschenswert, wenn Ihr Fitnessstudio Sie anruft, wenn Sie mal drei Wochen nicht erscheinen. Das ist bei meinem Team und mir Pflicht.

Vielleicht geht es Ihnen mal nicht gut, Sie haben ein Tief, oder der Alltag hat Sie so eingespannt, dass Sie einfach vergessen, in Ihr Studio zu fahren. Vielleicht haben Sie körperliche Einschränkungen oder Schmerzen und wissen nicht, wie Sie damit umgehen sollen. Genau da macht es seitens des Trainers Sinn nachzufragen. Es ist nicht zu viel verlangt und jeder Trainer hat die Zeit nachzusehen, wer schon länger nicht da war, um dann nachzuhaken. Wenn er Interesse an Ihnen und Ihrer Gesundheit hat, wird er das auch tun. Einen Vertrag zu verkaufen, ist keine Kunst. Aber das Mitglied wertschätzend zu betreuen, schon.

Meine Empfehlungen

- Lassen Sie sich regelmäßig korrigieren.
- Nehmen Sie Ihren Trainer in die Pflicht, Sie zu unterstützen.
- Fragen Sie Ihren Trainer, wie oft er Fachbücher liest und Schulungen besucht.

5.6 Das Geheimnis eines erfolgreichen Trainings

Die Sommerpause im Studio ist der Knock-out für Ihren Körper. Wenn Sie Ihr Training unterbrechen, können Sie keine Fortschritte erreichen.

Gehen wir davon aus, dass Sie einen guten Plan bekommen haben. Dann müssen Sie auch dafür sorgen, ihn umzusetzen und Trainingsunregelmäßigkeiten vorzubeugen.

Wie oft erlebe ich, dass Menschen im Sommer eine Trainingspause einlegen möchten. Das ist ein absolutes No-Go. Alles, was Sie bis dahin aufgebaut haben, geht wieder verloren. Ihr Bewegungsapparat möchte keine Pause. Viele leben ohnehin in Schonhaltung und Bewegungsarmut. Und die Sommerpause baut keine Muskeln auf, sondern ab. Freizeitaktivitäten im Sommer sollten mit mindestens einer Trainingseinheit pro Woche kombiniert werden.

Muskeln, Knorpel, Bänder, Sehnen, Faszien, Gelenkkapseln und Ihre Knochen benötigen regelmäßiges Training, das Wachstum dauert Monate und Jahre. Wenn Sie pausieren, passiert nichts. Wenn wir nicht trainieren und uns ausreichend belasten, bauen wir wertvolle Muskeln ab, nehmen an Körperfett zu, werden schwächer und die Leistung bricht ein.

Sie können den weltweit besten Trainingsplan haben, wenn Sie den Aufbau unterbrechen, hilft der Plan nichts. Selbst einmal Training pro Woche bringt etwas. Aber dann muss es auch einmal pro Woche stattfinden, immer. 52 Wochen im Jahr. Es darf dann nicht einmal ausfallen. Nie. Es muss dann auch immer stattfinden. Jede Woche. Keine Ausreden!

Meine Klienten haben meistens Dauertermine und oft erlebe ich, dass ihnen ein Geschäftstermin oder sogar Urlaub dazwischenkommt. Für solche Fälle brauchen Sie ein Quick-Work-out. So etwas können Sie in 20 Minuten integrieren, es reicht aus, um Ihren Trainingszustand zu erhalten. Ob im Urlaub, daheim oder auf Geschäftsreisen: 20 Minuten gehen immer. Dazu packen Sie noch Ihre Laufschuhe ein und fertig. Training funktioniert nur, wenn es regelmäßig stattfindet.

Ich möchte nicht, dass Sie Ihr Training nur mit dem Fitnessstudio verknüpfen. Sie dürfen auch zu Hause oder im Urlaub etwas tun. Sie möchten im Sommer nicht in Ihr Studio gehen? Okay, dann machen Sie zumindest daheim Ihre Übungen. Sie dürfen nicht pausieren. Ihr Trainingsprogramm muss zum Ritual werden, das Sie fest in Ihr Leben integrieren.

Das Geheimnis ist, dass Sie am Anfang mindestens 20 bis 30 Mal regelmäßig trainieren müssen. Trainieren Sie am Anfang zwei- bis dreimal pro Woche ohne Ausfälle. Nur wenn das Training ein wiederkehrender Ablauf ist, kann es langfristig erfolgreich sein. Es muss dauerhaft und konstant ausgeführt werden. Tut es das nicht, ist die Wahrscheinlichkeit hoch, dass Sie nicht dranbleiben und eine Karteileiche im Studio werden. Trainingserfolge wird es dann nicht geben.

Und wenn Sie den Weg ins Studio gefunden haben, fokussieren Sie sich auf sich, und holen Sie das Beste aus Ihrem Körper raus. Seien Sie im Training bei der Sache. Viele Menschen im Studio sind nicht zu 100% beim Training, meist beschäftigen sie sich mit ihrem Smartphone und sind mit den Gedanken woanders. Andere beobachten, mit den Gedanken abschweifen und gleichzeitig schwer trainieren ist nicht klug und kann zu Verletzungen führen und den Trainingserfolg gefährden.

Es ist sehr wichtig, dass Sie beim Training bei sich bleiben. Fühlen Sie die Übungen. Spüren Sie die Bewegung. Beginnen Sie,

Ihren Körper wahrzunehmen, und genießen Sie das Muskelbrennen.

Das größte Problem bei vielen Menschen ist leider das mangelnde Durchhaltevermögen. Die hohe Motivation am Anfang schwindet und viele brechen dann ab. Deshalb ist es umso wichtiger, dass der Trainer seine Aufgabe sehr ernst und wichtig nimmt, um Sie über ein Motivationstief zu bringen.

Der Trainer muss sehen, wer sich schwertut und wenig Lust hat. Dieser Klient braucht dann besonders Aufmerksamkeit und Animation. Oft hilft hier ein wohlwollender Tritt in den Hintern.

Meine Empfehlungen

- Sommerpausen sind ein No-Go.
- Fokussieren Sie sich im Training.
- Unterbrechen Sie Ihr Training nicht (Ausnahme: Krankheit).
- Trainieren Sie, wenn Sie wenig Zeit haben, zumindest einmal pro Woche.

Zusammengefasst: Worauf es bei der Wahl ankommt

Viele Menschen wollen es wirklich umsetzen, sie möchten den Weg zu einem gesunden, fitten und schlanken Körper gehen. Deshalb entschließen sie sich, sich in einem Fitnessstudio anzumelden.

Ein Fitnessstudio ist oft ein Symbol für Abnehmen und Gesundheit, Kraft und mehr Muskeln. So wird es zumindest von vielen gesehen.

Es gibt Hunderte verschiedenster Fitnessstudios, vom Premium-Anbieter bis zum Discounter gibt es wirklich alles. Sie als Klient haben es bei der Auswahl nicht einfach. Die meisten schauen auf den Preis, es muss günstig sein. Oder Sie wollen wissen, ob der Wellnessbereich passt.

Doch es gibt da noch ganz andere wichtige Punkte, die darüber entscheiden, ob Sie Ihr Ziel wirklich erreichen.

Wer wird Ihr Trainer sein? Das ist die Kernfrage. Können Sie sich ihm voll anvertrauen? Der erste Schritt ist es, seinen Trainer kennenzulernen. Stimmt die Chemie zwischen Ihnen?

Macht er nach bestem Gewissen den Eingangs-Check? Denn der Check-up ist die Basis für den Trainingsplan. Was meine ich damit? Liebt er seinen Job und will Sie zu 110% besser machen? Das ist der Kern des Trainings, vergessen Sie das nicht: Sie möchten fitter, gesünder und schlanker werden.

Wenn diese Punkte nicht erfüllt werden, der Trainer nicht mit 110% bei Ihnen ist, eventuell keine Zeit hat, weil das Studio ihn zum Eiweiß-Shakes-Machen und Putzen einspannt, dann wechseln Sie das Studio.

Ihr Trainer muss für Sie und die Trainingswelt brennen. Weiterbildung ist das A und O. Gute Trainer sind neugierig und lernen nie aus. Seminare, Bücher und konstantes Lernen zeichnen einen echten Trainer aus. Top-Trainer arbeiten nicht nach Trends und vorgegebenen Konzepten, sondern beschäftigen sich immer mit der Anatomie des Menschen, der Biomechanik des Körpers und lernen differenziert und sind kritisch.

Jetzt wissen Sie, worauf es bei der Wahl eines Studios und Trainers ankommt. Natürlich bin ich auch ein Freund von Wellness, aber bei der Planung meines Körpers und meiner Gesundheit geht es, wie Sie gelesen haben, um ganz andere Dinge.

Vergleichen Sie die Anbieter, lernen Sie die Trainer kennen. Und suchen Sie sich den Trainer in dem Studio, das Ihnen zusagt. Ich würde sogar eine Stunde Fahrt in Kauf nehmen, wenn ich dort den Top-Trainer habe, der zu mir passt.

Viel Erfolg!

6

DAS PROBLEM VON ERNÄHRUNGSPLÄNEN

ERNÄHRUNGSPLÄNE SOLLEN HELFEN, MENSCHEN WIEDER SCHLANK ZU MACHEN. WARUM DAS NICHT FUNKTIONIERT:

In Rekordzeit ohne Hungern und Sport und mit Genuss zig Kilogramm verlieren. Tolle Vorher-Nachher-Bilder sollen die Werbebotschaft untermauern. Sie und ich wissen genau, dass es wieder eine Diätlüge ist. Vielleicht sind Sie selbst schon einmal auf eine hereingefallen.

Wir haben es geschafft: In den Industrieländern werden Menschen vor lauter überkalorischer Nahrung und Bewegungsmangel übergewichtig. Wir werden durch unser Verhalten krank und schauen so lange weg, bis wir nicht mehr richtig laufen können.

In anderen Ländern der Welt verhungern Menschen und wir kaufen Ernährungspläne und bezahlen dafür viel Geld. Ist das nicht unglaublich?

Wir essen über Jahrzehnte das Falsche, bis wir immer fetter, schwerer und wabbeliger werden und dann suchen wir einen Plan, der uns in kürzester Zeit schlank machen soll.

Leider gibt es den Plan nicht. Das ist ein Märchen.

Es gibt nur einen Weg, der lange dauert und nicht immer leicht ist. Ich mache Ihnen hier nichts vor! Abnehmen ist nicht einfach, und nicht jeder kann es.

Es geht auch nicht so schnell, wie Sie es sich vielleicht jetzt vorstellen und wünschen. Abnehmen ist ein langer Prozess und kann zur Lebensaufgabe werden.

In diesem Kapitel fasse ich meine Erkenntnisse aus der Praxis zusammen. Und damit Sie kein Geld mehr für einen Ernährungsplan ausgeben (müssen), bekommen Sie einen von mir als Geschenk.

6.1 Der Ernährungsplan als Illusion

Die Abnehmindustrie macht fette Geschäfte mit der Schlankheit. Ernährungspläne (für Diäten), Pillen und Pulver sollen helfen, Menschen wieder schlank zu machen.

Menschen mit Übergewicht würden vieles in Kauf nehmen, um schnell abzunehmen und das weiß die Industrie. Deshalb werden sie oft Opfer von unglaublich guten Marketingkampagnen.

Menschen kaufen Pläne und Pulver, um schnell ihren Traumkörper zu bekommen. Leider funktioniert das aber nicht so einfach.

Sehr viele Menschen erleben am eigenen Leib, dass eine Änderung des Ernährungsverhaltens nur sehr schwer gelingt. Ich habe seit 2003 zu oft erlebt, dass Menschen, die abnehmen wollen, glauben, das mit einem auf sie angepassten Ernährungsplan zu schaffen.

Bei uns Menschen ist das Ernährungsverhalten zur Gewohnheit geworden. Es läuft meistens unbewusst ab. Das unachtsame Zwischendurchessen und -trinken gibt dem Körper einfach viel zu viel Energie, die er in Form von Körperfett speichert.

Menschen werden nicht über Nacht dick. Es ist ein sehr langer Prozess und viele kommen leider nicht mehr aus ihren eingefahrenen Essensgewohnheiten raus. Übergewicht ist immer das Ergebnis einer lang anhaltenden, positiven Energiebilanz.

Viele werden es ein Leben lang nicht schaffen, abzunehmen. Egal, welches Konzept sie verfolgen. Studien belegen das.

Kann jeder abnehmen? In der Theorie schon. Kurzfristig ja,

aber die meisten schaffen es nicht, durchzuhalten und werden rückfällig. Sie können dem Essen einfach nicht widerstehen, es ist zur Sucht geworden.

Viele Ernährungsberater meinen es mit ihren Ernährungsplänen sicherlich gut, sie möchten wirklich helfen. In der Theorie klingt das alles so einfach und klar. Die Praxis zeigt aber etwas ganz anderes. Ein Problem ist, dass sich die Beratung meist auf die Ernährung beschränkt – ohne Sport ist es aber extrem schwer, das Gewicht zu halten.

Entscheidend ist die Motivation: Wer die Bedeutung von Übergewicht erkannt hat und versteht, dass es ein Gesundheitsrisiko ist, das über Leben und Tod entscheiden kann, geht die Sache ganz anders an.

Unser Körper ist eine Lebensaufgabe. Es sollte der Sinn des Lebens sein, uns gesund zu halten. Jeder Ernährungsplan, den Sie kaufen, jedes Konzept zum schnellen Loswerden von Gewicht, mit Leichtigkeit und ohne Bewegung, ist das Gegenteil von Gesundheit und endet in einer Sackgasse.

Und eigentlich sollten es alle wissen. Der, der es verkauft, und der, der es kauft. Beide wissen doch, dass es nicht klappt. Aber warum tun wir es dann trotzdem? Spannende Frage. Weil wir Menschen das glauben, was wir glauben wollen. So einfach ist es.

Ich habe schon so viele Konzepte selbst an mir getestet, für meine Klienten als Leistung angeboten, sehr viele Bücher gelesen und Seminare besucht. Und ich sage Ihnen eins: Es gibt kein Geheimnis. Nicht den Plan und nicht die Zauberpille.

Essen Sie, was Sie wollen. Hauptsache ist, Sie folgen diesen einfachen Regeln:

- Reduzieren Sie die Menge an Fett und an Zucker, die Sie zu sich nehmen.
- Bevorzugen Sie mehr komplexe Kohlenhydrate.
- Nehmen Sie viele Ballaststoffe zu sich.
- Wählen Sie Lebensmittel mit niedriger Energiedichte, die in der Natur vorkommen.
- Trinken Sie keine Kalorien.
- Planen Ihre Mahlzeiten fest ein, und essen Sie nicht zwischendurch.

So einfach ist es. So einfach wäre es.

Gemüse, Salat, Obst, Fisch, etwas Fleisch, Nüsse, Samen und etwas Vollkorn. Heute ein veganer Tag, morgen vegetarisch, übermorgen etwas Fleisch und ein Glas Rotwein. Trinken Sie viel Wasser. Gehen Sie 10.000 Schritte pro Tag, und trainieren Sie. Bei Einladungen schlemmen Sie ruhig und am nächsten Tag fasten Sie. So easy könnte es sein. Aber leider ist es doch schwerer, umzusetzen, als man denkt.

Machen wir uns das Leben nicht kompliziert mit strikten Ernährungssichtweisen. Ernährung ist keine Religion, sondern Geschmacksache. Und Geschmäcker sind verschieden.

Der Ernährungsplan als die Lösung ist eine Illusion. Meistens kontaktieren Übergewichtige einen Berater oder Institut erst, wenn sie schon viel zu viel Körperfett haben. Und das ist schon fast zu spät. Dass ein Ernährungsplan jetzt alles richtet, ist eine Illusion. Der Ernährungsplan wird oft gleichgesetzt mit Abnehmen, einer schönen Figur und das am besten in Rekordzeit.

Seit 2003 hatte ich schon Hunderte übergewichtige Menschen bei mir und fast alle wollten als Erstes einen Ernährungsplan. Das war offenbar das Wichtigste überhaupt.

Das Beste ist: Sie hatten schon verschiedene Pläne gekauft, die nicht geklappt hatten, und dann kamen sie zu uns und versuchten es wieder mit der alten Strategie – Plan kaufen und gehen.

Natürlich waren sie erstaunt, als ich sagte, ein Ernährungsplan würde nicht helfen. Er macht nicht langfristig schlank. Es wird schlicht nicht funktionieren, mit Strategien aus der Vergangenheit die Zukunft neu zu gestalten. Viele sind wie im Hamsterrad gefangen.

Natürlich habe ich auf diese Weise viele Aufträge verloren. Aber wenn es keinen Sinn macht, warum sollte ich den Menschen einen Ernährungsplan verkaufen?

Ich sage ganz klar: Sparen Sie sich das Geld.

Nicht der Ernährungsplan bestimmt, ob wir abnehmen

Es geht nicht um einen Ernährungsplan, sondern um den Lebensstil des Menschen. Es geht nicht um die nächste Diät, es geht um Lebensgewohnheiten. Verhaltensänderung ist der einzige Weg, der wahre Weg.

Wir müssen lernen, mit dem Überangebot an Nahrung klarzukommen und Bewegung in unseren Alltag bringen.

Wie sollte ein Ernährungsplan Ihr Verhalten ändern? Er kann es nicht. Aber dennoch ist Ernährung die Lösung.

Ihr Kühlschrank und Vorratsraum sagt eindeutig voraus, wo es mit Ihrer Figur und Gesundheit hingeht. Ihre Routinen sorgen für eine Zu- oder Abnahme.

Es ist schlicht eine Lüge, zu behaupten, jeder könne schlank sein und jeder könne abnehmen.

Nein, kann er nicht. Studien belegen das eindeutig.

Nicht jeder Mensch wird es schaffen, abzunehmen und sein Gewicht zu halten.

In der Evolution der Menschheit, da gab es kein Ernährungskonzept, keine Diät, allerdings auch lange keine Lebensmittel im Überangebot. Nahrung hat das Überleben gesichert und um Nahrung zu beschaffen, haben unsere Vorfahren sich bewegt. Heute essen sich viele in den Tod. Das Metabolische

Syndrom mit allen tödlichen Begleitern ist stark auf dem Vormarsch.

Unser Körper ist nicht für ständiges Essen gemacht. Ständiges Zuführen von Kalorien führt zu Fehlern in der Energiebereitstellung und Verbrennung.

Damit verbunden entstehen immunologische Probleme durch die permanente Auslösung von Entzündungen. Übergewicht und Bewegungsmangel haben einen erwiesenen Zusammenhang mit vielen schweren Erkrankungen.

Während unserer ganzen Evolution hat Nahrungsmangel uns stärker geprägt als der heutige Überfluss. Unser Kopf, unsere Hardware, ist für diese Situation nicht geschaffen.

Wir sind nicht automatisch dafür gemacht, mit Nahrung gut umzugehen. Und genau das weiß die Lebensmittelindustrie. Je raffinierter die Verarbeitung von Nahrungsmitteln, je aromatischer und intensiver sie schmeckt, desto leichter fallen wir in die Abhängigkeit. Verarbeiteten Lebensmitteln werden alle Arten von künstlichen Inhaltsstoffen beigemischt, damit wir so richtig Lust bekommen, immer mehr davon zu essen.

In meinen Personal Trainings mache ich gerne Witze über meinen Garagenentzug, aber leider steckt da viel Wahrheit drinnen.

Ich biete meinen Klienten gerne an, sie zwölf Wochen lang in meine Garage zu sperren. Ich gebe Ihnen abwechselnd Wasser, Gemüse, Fisch, etwas Fleisch und Obst. Also Lebensmittel, wie sie die Natur liefert. So kann sich ihr Körper wieder an den normalen Geschmack erinnern. Ich entwöhne sie so vom Industrieessen.

Das wäre dann ein kalter Entzug. Wie bei einem Alkoholiker.

Natürlich würde ich sie täglich auch rauslassen, um mit ihnen zwei Stunden schnell spazieren zu gehen. Das wäre dann noch effektiver.

Sonne, frische Luft und Bewegung sind wichtig. Täglich.

Kalter Entzug. Hart, aber wahr!

Die Ernährungspläne, die wir kaufen können, die vielen

Bücher mit Ernährungskonzepten: Sie alle lesen sich so logisch. Sie funktionieren langfristig trotzdem nicht. Menschen essen einfach gerne, und die Gewohnheiten mit allen sozialen Komponenten sind tief verankert.

Habe ich als Personal Trainer einen Ernährungsplan? Nein.

Ich als Trainer und Sportler würde es nicht schaffen, auf Dauer so einen Ernährungsplan durchzuhalten. Wie soll es dann der Genießer oder Abhängige auf Dauer schaffen?

Ich bin sehr ehrgeizig und habe Disziplin und die nötige Ausdauer. Aber es funktioniert nicht, strikt nach Plan zu essen und dazu permanent künstliche Vitamine zu schlucken. Es ist wider die Natur.

Ernährungsberatung und Ernährungspläne haben noch ein weiteres Problem: Wir als Trainer und Ernährungsberater wählen Ausbildungen, Bücher und Seminare, die in unser Weltbild passen. Ein Berater, der gerne Milch trinkt und Schweinefleisch isst, wählt bestimmt keine Ausbildung zur veganen Ernährung. Und der Veganer wird Ihnen auch keinen Fisch empfehlen. In die Beratung spielen die Persönlichkeit und die Vorlieben des Beraters sehr stark hinein.

Das heißt aber nicht, dass jemand anderes diese Ernährungspläne oder Beratung gut finden muss. Keiner meiner Klienten arbeitet nach meinen Vorlieben und nach einem fertigen Plan. Sie dürfen alles essen, was ihnen schmeckt. Und es klappt trotzdem.

Ich habe viele schlanke und sportliche Klienten, die essen, was Sie wollen. Es muss nur einfach die Kalorienmenge passen. Die Alltagsaktivität muss gegeben sein. Training ergänzt das Ganze noch.

Es kann ja nicht jeder so ein Ernährungsfreak sein, wie es uns in den sozialen Medien vorgespielt wird.

Ich als Trainer habe eine Meinung darüber, was gut für meinen Körper ist. Ich weiß auch, was aus Sicht der Wissenschaft gesund ist. Aber ich presse niemanden in ein Konzept, weil ich das selbst auch nicht möchte.

Der gesunde Mittelweg ist das Geheimnis.

Essen Sie, was Ihnen schmeckt, die Dosis macht das Gift. Wenn Sie abnehmen möchten, Ihr Gewicht – oder besser gesagt Körperfett – reduzieren wollen, braucht es einen höheren Energieverbrauch in Form von Bewegung und Belastung und eine Einschränkung der Kalorienzufuhr.

Es muss in der Waage bleiben. Sie müssen sich bewegen und es soll auch anstrengend sein. Sie müssen sich täglich bewegen. Im Übrigen ist nicht das Abnehmen das Problem, sondern das Halten des Gewichts.

Durch die meisten Ernährungspläne, die eine Diät sind, verlieren Sie wertvolle Muskulatur und haben dadurch einen niedrigeren Grundumsatz. Das führt aber dazu, dass Ihr Körper weniger verbrennt und der Jo-Jo-Effekt kommt. Er kommt immer.

Eine Diät ist ein Pakt mit dem Teufel. Fast Food, zuckerhaltige Getränke, große Portionen und zwischendurch Snacking sind der Weg zum Übergewicht.

Meine Empfehlungen

- Nehmen Sie Ihr Ess- und Trinkverhalten unter die Lupe.
- Prüfen Sie: Wie hat sich Ihr Gewicht in den letzten Jahren entwickelt?
- Vermeiden Sie Diabetes und Gefäßerkrankungen.

6.2 So wichtig ist Ihr Warum

Ohne das Warum wird kein Plan der Welt klappen. Viele Menschen möchten abnehmen, sagen sie zumindest. Aber wollen sie es wirklich? Oft ist es nur so salopp dahingesagt.

Die Frage ist: Warum möchten Sie abnehmen? Was hat das für einen Nutzen? Welchen Sinn? Was ändert sich dadurch in Ihrem Leben?

Warum bleiben Sie nicht so, wie Sie sind? Trainieren Ihren Körper, damit er fitter und stärker wird und leben mit den paar Kilogramm mehr auf der Waage weiter?

Das meine ich ernst. Niemand muss abnehmen.

Wer sagt eigentlich, was dick oder dünn ist? Und ist es wirklich ein Problem, etwas fülliger zu sein? Ich finde nicht. Solange Sie Ihren Alltag gut leben können und keine ernährungsbedingten Krankheiten haben, ist doch alles gut.

Aber falls Sie wirklich Ihre Figur verändern möchten, ist es nötig, das Warum zu klären. Nur dann werden Sie es auch schaffen können.

Wenn ich meine Klienten frage, warum sie abnehmen wollen, höre ich oft: »Ich fühle mich so nicht wohl.« Das ist kein Grund, abzunehmen.

Das Körperempfinden kann ich auch verbessern, indem ich regelmäßig trainiere. Dazu muss ich nicht abnehmen.

Wenn das Warum geklärt ist und wir es dann wirklich wollen, können wir es schaffen.

Ich selbst sage auch, ich möchte wieder ein Sixpack, und habe gerade keines. Weil ich es sage, heißt es nicht, dass ich es auch wirklich unbedingt brauche. *Nice to have* ist nicht *must have*. Mir war das Halten meines Sixpacks den Preis nicht wert. Deshalb bleibt mein Bauch so, wie er ist. Die Offenbarung: der Personal Trainer, der kein Sixpack hat.

Schwache Wünsche sind eben keine Ziele.

Es einmal auszuprobieren oder zu versuchen, das funktioniert nicht. Entweder Sie setzen alle Kraft ein, oder Sie lassen alles beim Alten.

Wenn Sie versuchen, abzunehmen, wird immer etwas dazwischenkommen. Glauben Sie mir. Immer! Alle Klienten, die ich kennengelernt habe, und die die Warum-Frage nicht geklärt haben, haben nicht gehandelt. Sie haben nur die Hindernisse gesehen.

Und ein Ernährungsplan ist für mich Perfektionismus beim Essverhalten. Er wird Ihnen früher oder später auch zum

Verhängnis. Mit aller Gewalt in kurzer Zeit sein komplettes Essverhalten zu verändern, das schafft niemand.

Bevor wir nicht die Warum-Frage geklärt haben, werden wir immer scheitern.

Also: Warum wollen Sie einen Ernährungsplan? Wozu brauchen Sie einen Ernährungsberater?

Wollen Sie einen Ernährungsplan oder eine gute Figur und Gesundheit? Das ist die Frage und das ist ein Riesenunterschied. Weil das zwei völlig verschiedene Wege sind.

Brauchen Sie Rat von einem Berater, oder wollen Sie, dass jemand Sie an die Hand nimmt und alle Prozesse mit Ihnen durchgeht?

Was ist Ihr Warum?

Meine Empfehlung

Klären Sie zuallererst Ihr Warum.

6.3 Mein Geschenk an Sie

»Machen Sie auch Ernährungspläne?« Diese Frage hörte ich seit 2003 gefühlt 1.000 Mal.

Nachdem mich fast jeder neue Klient nach einem Ernährungsplan gefragt hat, entschloss ich mich, jedem meiner Kunden einen zu erstellen. Doch ich musste feststellen, dass die meisten, die das wollten, schon Übergewicht hatten und mit meinem damaligen Ansatz gnadenlos scheiterten.

Warum war das so?

Ich bin von mir ausgegangen, von meiner Art, mit Nahrung umzugehen. Was bei meinen Fitnessfreunden und mir klappt, muss doch auch bei den anderen funktionieren, so dachte ich.

Das, was ich in Ausbildungen gelernt hatte, und meine Vorlieben aus der Fitnesswelt habe ich in einen Plan geschrieben – *und los geht's*. Das war damals meine Denke. Leider musste ich feststellen, dass meine Klienten gar nicht so essen wollten, wie ich esse.

Viele mochten keinen Fisch. Einer diskutierte mit mir, warum im Plan keine Wurst vorkommt, der Nächste brauchte mehr vegetarische Gerichte und der ein oder andere behauptete, er würde so verhungern.

Das alles hat mich deprimiert und ich habe nach einer Lösung gesucht.

Gibt es da draußen Anbieter, die mir die Arbeit erleichtern könnten? Gibt es für mich die Möglichkeit, einen Plan für meinen Klienten individuell erstellen zu lassen?

Ich wurde schnell fündig. 2-Tage-Workshop gebucht, Franchisegebühr bezahlt und der Ablauf wurde mir erklärt. Ich entschied mich damals für ein sehr populäres Konzept, das es heute noch gibt. Wir schickten die Klienten, die einen Plan haben wollten, zum Arzt, dieser nahm dann Blut ab, das zu unserem Anbieter gesendet wurde.

Daraufhin haben wir dann den individuellen Ernährungsplan erhalten und an unseren Kunden weitergegeben. Wir haben auf diese Weise Hunderte Pläne verkauft, nur um dann wieder feststellen zu müssen: Der Mensch kann und will sein Essverhalten nicht auf Dauer nach einem Plan richten.

Ich habe mehrere Anbieter getestet. Die Methoden basierten auf Blutanalyse, auf Stoffwechselmessungen und die Gene – das Ergebnis war und ist immer unbefriedigend gewesen.

Hohe Kosten für den Klienten, hohe Kosten für uns, aber ein satter Gewinn für den Anbieter. Kein echter Nutzen für den Klienten.

Nach 15 Jahren Testen der verschiedensten Anbieter bin ich zu einem Entschluss gekommen: Wir erstellen gemeinsam mit unseren Klienten einen Ernährungsplan und stellen diesen kostenlos zur Verfügung.

Natürlich stecken auch in diesem Plan meine Sichtweise und Vorlieben, natürlich schmeckt es nicht jedem, aber der Plan ist nach bestem Wissen und Gewissen angefertigt und kostet nichts. Er ist ordentlich aufgebaut, abwechslungsreich, beinhaltet alles, was der Mensch braucht, und wird kontinuierlich aktualisiert.

Wer sich zu 80% und mehr an unserem Plan orientiert, kann abnehmen, wird gesünder leben und spart sich das Geld für einen überteuerten Ernährungsplan.

Ich mache nie wieder den Fehler, Menschen zu vermitteln, ihr Stoffwechsel sei kaputt, oder behaupte, dass der Plan mithilfe spektakulärer Messmethoden alles wieder richtet.

Eine Software berechnet anhand Ihrer Körperdaten und Vorlieben Ihre Kalorienmenge. Geheime Formeln und Algorithmen würfeln Lebensmittel zusammen und Sie bezahlen dafür eine Menge Geld. Teilweise werden diese Pläne innerhalb von Sekunden nach Eingabe der Daten als PDF ausgedruckt.

Eines will ich positiv erwähnen: Solange Sie sich an einen (teuer gekauften) Plan halten und er Ihnen guttut, haben Sie alles richtig gemacht. Manchmal kann das dann der Einstieg in Richtung Gesundheit sein.

Aber ich werde keine Ernährungspläne mehr verkaufen.

Natürlich gibt es Erfolgsstorys mit Vorher-Nachher-Bildern.

Manche, die motiviert sind, sich zu verändern und ein paar Hundert Euro auf den Tisch gelegt haben, bleiben anfangs dran und haben Erfolge. Die Anfangsmotivation hält allerdings oft nur kurz.

Wie lange können Sie nach einem Plan leben, der nicht zu Ihrem Leben passt?

Es geht um das Verändern des eigenen Verhaltens und um mehr Aktivitäten im Alltag, um Bewegung plus achtsames Essen. Und zwar für immer.

Ein Ernährungsplan, der Sie unterkalorisch versorgt und oft noch mit Pulvern und Nahrungsergänzungen optimieren soll, ist eine Diät und die Illusion vom Schlankwerden.

Es ist ein Geschäftsmodell, nicht mehr und nicht weniger. Aber wenn es jemandem helfen kann, okay. Ich möchte nicht nach einem Plan essen, mein Essen wiegen und Pulver schlucken.

Aus unserer Erfahrung, die auch von Studien belegt ist, reicht ein Ernährungsplan allein niemals aus. Sie müssen schon aktiver werden und Ihre Lebensgewohnheiten Stück für Stück verändern.

Ein Ernährungsplan kann der erste Zugang zu einem fitten und gesunden Körper sein. Deshalb möchte ich Ihnen unseren schenken. Dann können Sie selbst testen, wie es klappt.

Halten Sie sich zu 80% daran und bewegen Sie sich ausreichend. Sie werden Geld sparen und können das Gelesene selbst erleben.

Wichtig ist mir: Sie schaffen es nur dann, Ihr Verhalten zu ändern, wenn Sie mehr Gewinn als Verlust durch die Gewichtsreduktion haben. Unser Gehirn ist nicht für Verzicht gemacht und will nichts verlieren. Deshalb müssen Sie es langsam angehen und einen langen Atem haben.

Was könnte ein zugkräftiger Gewinn sein? Beispielsweise sich attraktiver zu fühlen, weniger Schmerzen zu haben, (wieder) die Lieblingsklamotten tragen zu können und Blicke vom anderen Geschlecht auf sich zu ziehen. Das versteht unser Gehirn.

Es sind die vielen kleinen Krümel über Tage, Wochen, Monate

und Jahre, die uns dicker oder dünner machen. Es liegt an uns, ob wir aktiv im Leben sind oder die Couch bevorzugen.

Nicht das, was Sie in acht Wochen abnehmen, ist interessant, sondern wie Sie neue Gewohnheiten in Ihr Leben integrieren, damit Sie ein Leben lang Freude mit Ihrem Körper haben.

Industrienahrung hat zu Hause nichts verloren, solange Sie damit nicht gut umgehen können. Ein trockener Alkoholiker bunkert daheim ja auch keinen Wodka.

Lernen Sie, Ihren Körper zu lieben. Geben Sie ihm das, was er wirklich braucht, und machen Sie ihn nicht krank.

Ich hoffe, meine kleine Ernährungsberatung konnte Ihnen neue Impulse geben. Ich wünsche Ihnen viel Erfolg, falls Sie sich entscheiden, mit meinem Gratisplan den richtigen Weg zu gehen. Bedenken Sie: Es ist ein Weg von vielen und eine Orientierungshilfe, wie es meinen Klienten und mir gelingt.

Wer in der Illusion lebt, ohne Sport, Bewegung und Training seine Figur nachhaltig verändern und einen gesunden Körper bekommen zu können, der lebt in einer Traumwelt. Wir sind von Geburt an für Bewegung gebaut, Überernährung führt zu Wohlstandserkrankungen.

Meine Empfehlungen

- Laden Sie Ihren Gratis-Ernährungsplan herunter: https://thomas-Loch.net/eplan
- Begrenzen Sie Ihre Energieaufnahme mit dem Ziel, erhöhtes Körperfett zu reduzieren.
- Spenden Sie Geld an die Welthungerhilfe.

7

WIE SIE ONLINE-FITNESSPROGRAMME RICHTIG NUTZEN

DAS GYM DER ZUKUNFT IST UND BLEIBT DAS FITNESS-STUDIO. DENNOCH KÖNNEN ONLINE-ANGEBOTE NÜTZLICH SEIN.

Das Gym der Zukunft ist und bleibt das Fitnessstudio. Allerdings müssen auch wir seit der Pandemie umdenken und unser Angebot anpassen. Wir mussten während der Lockdowns genauso wie andere Fitnessstudios schließen und es war an der Zeit, neue Wege zu gehen.

In der Theorie braucht es nur einen Internetzugang und eine Matte. So einfach ist es aber nicht bei jedem Menschen. Nicht jeder hat daheim ein ungestörtes Umfeld und das nötige Equipment, um an seinen Fitnesszielen zu arbeiten.

Nicht jeder kann zu Hause in Ruhe mit einem Trainer arbeiten und nicht jeder kann sich daheim motivieren, bei YouTube-Fitnessvideos mitzumachen.

Ich halte Online-Fitness für Fluch und Segen zugleich.

Es ist ein Segen für die, die sich schon auskennen, die ein gutes Körpergefühl haben, die keine Erkrankungen des Bewegungsapparats haben, die wissen, was zu tun ist und schon etwas länger trainieren. Sie können jetzt Neues ausprobieren und sie konnten daheim weitertrainieren, als die Studios geschlossen waren.

Es ist ein Fluch für diejenigen, die gar nicht wissen, was Sie benötigen, um Ihre Fitness wirklich zu verbessern. Und es ist ein

Fluch für Menschen, die schon körperliche Einschränkungen haben.

Denken wir an übergewichtige Menschen mit Vorerkrankungen. Hier wäre ein Training mit dem eigenen Körpergewicht sehr schädlich und oft auch gar nicht möglich.

- Ältere Menschen, die eine hohe Qualität an Betreuung brauchen – wie soll das online gehen?
- Menschen mit Rückenleiden, mit oder ohne Operationen, die jetzt gezielt ihren Rücken stärken wollen. Online? Vergessen Sie es.
- Depressive Menschen, die ohne Antrieb allein daheimsitzen. Sie sollen jetzt online gehen und Sport machen?
- Wenn jeder online fit werden kann, warum tun es dann so wenige?

Weil es nicht bei jedem funktioniert. Das ist eine Typsache.

Natürlich gibt es auch Vorteile im Online-Training. Aber die Nachteile überwiegen bei Weitem.

Der größte Vorteil ist, dass Sie Zeit sparen. Sie müssen nicht in ein Studio fahren und können daheim im gewohnten Umfeld bleiben. Es ist eine ganz einfache Rechnung. Angenommen, Sie fahren zehn Minuten ins Studio und zehn Minuten zurück. Das sind dann 20 Minuten verlorene Zeit. Dann brauchen Sie noch fünf Minuten, um sich umzuziehen, und schon haben Sie 25 Minuten verschwendet. Mitsamt dem eigentlichen Training kommen Sie auf 85 Minuten. Das ist extrem viel. Für viele Menschen ist Zeit wirklich Geld.

Zu Hause wäre das Training bequem in 30 bis 45 Minuten erledigt.

Viele Menschen stresst es, ins Fitnessstudio zu fahren. Die sollten lieber daheim trainieren, bevor sie nichts machen. Nicht trainieren ist keine Option.

Wir müssen lernen, dass das Fitnessstudio nicht der einzige

Ort ist, wo wir unsere Fitness auf Vordermann bringen können. Sondern, dass das überall auf der Welt möglich ist.

Training, Online-Training, daheim trainieren oder laufen gehen. Das schenkt Ihnen wertvolle Zeit, hebt die Laune, gibt Energie und Kraft und verlängert Ihr Leben.

Die gleiche Zeitersparnis wie beim Online-Training haben Sie auch, wenn Sie mit einem Personal Trainer arbeiten, der zu Ihnen kommt. Mit einem Personal Trainer trainieren Sie effektiv, sicher und sparen Zeit. Und es findet auch statt, da es einen verbindlichen Termin hat.

Ich halte jedes Training für wertvoll. Hauptsache, Sie tun etwas.

Ich finde, Fitnessstudios leisten einen wertvollen Beitrag zur Gesundheit, und freue mich, dass sie wieder geöffnet sind. So kann jeder selbst entscheiden, wo er seine Fitness aufpoliert. Die Ergebnisse sprechen dann für sich.

Natürlich ist es vorteilhaft, Neues kennenzulernen und das ist online wunderbar möglich. Aber vergessen wir nicht: Wir Menschen sind soziale Lebewesen.

Die meisten Menschen brauchen Gewichte, Maschinen, Zusatz-Equipment, den betreuenden Trainer und das Trainingsumfeld eines Studios. Ganz gleich, ob ihr Ziel nun ist, abzunehmen, den Körper schön zu formen, den Rücken effektiv zu stärken oder einfach mal rauszukommen und mit anderen Spaß zu haben. Online kann das alles so nicht funktionieren.

7.1 Meine Erfahrung mit Personal Training online

Die Kunst ist es, die richtigen Übungen und unsere Energie und Motivation über den Monitor rüberzubringen. Personal Training 1:1 online kann funktionieren, Korrekturen sind sogar gut möglich und das ist online noch viel wichtiger als live. Denn die helfende Trainerhand ist ja nicht wirklich da. Wenn ich einen Klienten ›in echt‹ trainiere, spüre und sehe ich deutlich an seiner Körperhaltung, in welche Richtung die Trainingseinheit heute geht. Online? Vergessen Sie es. Die Tagesform des Klienten über einen Bildschirm spüren zu können, das halte ich für ein Gerücht. Aber dennoch ist online zu trainieren eine Alternative. Besser als sich nicht zu bewegen.

Wir haben im Lockdown ausschließlich 1:1-Online-Trainings gegeben, und die Erfahrung war, dass das nur so gut ging, weil wir Stammkunden haben, die wir schon lange betreuen und bei denen wir genau wissen, was gut für sie ist. Wir kennen deren Defizite und Ziele.

Unsere Klienten haben zu 99% mitgemacht. Fanden es als Übergang auch okay, aber äußerten deutlich, dass sie froh sind, wenn wir wieder ›echt‹ trainieren. Ich war natürlich auch froh und dankbar, dass die Klienten das Angebot angenommen hatten, da wir zu der Zeit keine andere Chance der Betreuung hatten.

Ersetzt ein Online-Training ein Fitnessstudio oder Personal Training?

Niemals im Leben. Es ist und bleibt eine Notlösung oder eine Art Zusatzbetreuung.

Ein gutes Training, in dem der Trainer enorm motiviert, den Klienten zu Höchstleistungen animiert und Hands-on-Korrekturen anbietet, kann nicht durch ein ›stupides‹ Online-Programm ersetzt werden. Auch im Hinblick auf soziale Kontakte hat das echte Mensch-zu-Mensch-Training eine ganz andere Qualität. Nicht jeder kann sich daheim aufraffen, um die Fitnessübungen im Wohnzimmer eigenständig durchzuführen und vielleicht noch nett gemeinte Kommentare vom Partner einzufangen.

7.2 Wie kann Online-Training gehen?

Für ein vernünftiges Online-Training empfehle ich Ihnen drei Schritte.

Schritt 1: Fragen Sie Ihren Arzt oder Apotheker

Bevor Sie online loslegen, muss Ihr Gesundheitszustand geprüft werden. Alles andere wäre ungesund und fahrlässig. Gehen Sie zu Ihrem Arzt und holen Sie sich grünes Licht: die Sporttauglichkeit.

Ein medizinischer Check ist sehr empfehlenswert. Stellen Sie sich vor: Sie haben seit Jahren nicht trainiert und sich nicht täglich ausreichend bewegt, Ihre Gelenke sind schon etwas ›eingerostet‹, Ihre Muskeln sind im Laufe der Jahre zurückgegangen, alles hat sich verkürzt. Und dann wählen Sie vielleicht aus Selbstüberschätzung das falsche Online-Programm und machen diese eine blöde Übung – schon macht es *Peng!* und der Schaden ist da.

Das muss nicht sein. Lassen Sie deshalb Ihren Gesundheitszustand vom Arzt Ihres Vertrauens untersuchen. Vielleicht gibt es Risikofaktoren, die Sie gar nicht bemerkt haben.

Wenn Sie alles abgeklärt haben, dann sind Sie auf der sicheren Seite und können loslegen.

Dass zum Trainingsbeginn ein ordentlicher Eingangs-Check für den Erfolg Ihres Trainings sinnvoll ist, wissen Sie ja inzwischen.

Ein Online-Programm, das Sie daheim umsetzen wollen, muss gezielte Trainingsreize in optimaler Höhe setzen und darf Ihren Körper nicht ungünstig belasten. Sie haben individuelle Ziele und diese müssen geplant werden. Ihr Trainingsprogramm muss Sie fit für den Alltag, Ihren Sport und Beruf machen. Das oberste Ziel ist es, fit und gesund bis ins ganz hohe Alter zu kommen. Und dazu braucht es Planung.

Ich habe viele Klienten, die anhand von Fitness-Videos auf YouTube trainieren und die uns dazu buchen, damit sie die Kontrolle und Sicherheit der Ausführung haben. Das halte ich für sehr klug! Jemand sollte Ihren aktuellen körperlichen Zustand ermitteln, die Fortschritte messen und Sie durch alle Prozesse begleiten. Jeder Körper hat eine andere Geschichte, jeder Mensch lebt anders und hat unterschiedliche körperliche Voraussetzungen.

Ein Online-Programm für jedermann gibt es (noch) nicht.

Meine Empfehlungen

- Holen Sie sich grünes Licht beim Arzt (Gesundheitscheck).
- Buchen Sie einen Trainer für eine Einweisung.

Schritt 2: Das geeignete Programm auswählen

Irgendwann sollten wir alle den Zugang zu einem guten Training finden, sei es online daheim, draußen in der Natur oder im Fitnessstudio.

Sie haben im Online-Training mehrere Möglichkeiten, ein Training zu durchzuführen:

- ein fertig aufgenommenes Training (YouTube, diverse Kaufprodukte)
- ein Gruppentraining live mit Fitnesstrainer (zum Beispiel per Zoom)
- ein 1:1-Training live mit Personal Trainer (zum Beispiel per Zoom)

Ich sehe Online-Training etwas kritisch und empfehle Ihnen, für den Anfang leichte Übungen zu wählen, damit Sie in Bewegung sind, ohne sich Schaden zuzufügen.

Wenn Sie Anfänger sind, üben Sie erst einmal und trainieren nicht.

Wenn Sie zum ersten Mal in Kontakt mit einem Online-Fitnessprogramm sind, erlernen Sie erst einmal die Technik, sodass Sie die Übungen sauber und korrekt machen. Erst danach sollten Sie trainieren, also das Geübte anstrengender gestalten, sodass Sie auch einen Trainingseffekt haben.

Sie sind Läufer und benötigen neue Impulse? Wunderbar, das können Sie online bekommen. Sie möchten zusätzlich zu Ihrem Fitnessstudio zu Hause, im Urlaub oder im Freien trainieren? Auch in diesem Fall ist es möglich, sich im Netz Inspiration zu holen.

Wenn es ein YouTube-Video schafft, Sie zu animieren, mit einem Training zu starten und Sie dadurch anfangen, an Ihrer Gesundheit zu arbeiten, ist das wunderbar.

Ich betreue eine Klientin. Sie fährt eine halbe Ewigkeit zu mir, um mit mir an ihrer Figur und an der Trainingstechnik zu arbeiten. Sie trainiert ausschließlich daheim und das mit YouTube-Videos, meistens schnelle Aerobic-Kurse. Bei mir lernt sie, langsamer und mit Gewichten zu arbeiten, damit sie ihre Ziele auch wirklich erreicht. Oft reichen Trainingsreize von Kursen nicht aus, um nennenswerte Fortschritte zu erzielen – was auch natürlich von Mensch zu Mensch unterschiedlich ist. Mittlerweile haben wir ihr Training daheim mit wertvollen Übungen ergänzt.

Hätte sie nicht schon lange online trainiert, wäre sie nicht mit meinem Training in Berührung gekommen. Das heißt: In ihrem Fall war online von Vorteil, bei ihr war das Online-Training der Einstieg. Ihr fehlten aber wichtige Übungen wie Rumpfaufrichten mit der Langhantel oder Kniebeugen mit Last. Auch Knie stabilisierende Übungen und der optimale Trainingspuls fehlten. Dies und Weiteres haben wir ergänzt und die Fortschritte sind in der Kraft- und BIA-Messung klar belegt.

Meine Empfehlungen

- Probieren Sie etwas Neues.
- Buchen Sie einen Trainer für die Einweisung.

Schritt 3: Lassen Sie sich das Programm vom Profi zeigen

Wir haben alle unsere Klienten in der Coronazeit online trainiert und werden den ein oder anderen danach auch weiterhin so betreuen und Online-Termine als Zusatz nutzen.

Der größte Vorteil, den wir hatten: Dass wir unsere Klienten über Jahre und teilweise sogar ein Jahrzehnt betreuen und somit sofort ein nahezu perfektes Online-Training machen konnten. Unsere Klienten wissen sofort, was wir bei Korrekturen meinen.

Einen Anfänger online trainieren, den ich vorab nie in echt betreut habe, entspricht nicht meinem Qualitätsstandard.

Ich kann eine Beratung und Planung online machen, einzelne Übungen erklären und vorsichtig gemeinsam ausführen. Aber ein komplettes Personal Training online mit voller Qualität geben, vom Eingangs-Check bis zum Ziel – nicht in diesem Leben. Tipps, Ratschläge und Impulse, das ist möglich. Aber auch nicht bei jedem Menschen.

Ich muss den Menschen erst sehen, den Eingangstest machen und dann könnte man gemeinsam hin und wieder online weitermachen. Aber nicht immer.

Wenn Sie ein Online-Programm gekauft haben oder mit YouTube Videos üben, lassen Sie sich die Übungen ein paar Mal zeigen und erklären. Sie werden spüren, dass es einen Unterschied macht, wie Sie etwas ausführen. Garantiert.

Ich habe kaum erlebt, dass jemand Übungen zum ersten Mal ohne Korrektur richtig ausführt. Vor allem finde ich zwei Faktoren spannend: Entweder sind die Übungen zu leicht und bringen kaum Effekte, oder sie sind grenzwertig gefährlich und überfordern den Körper.

Es ist eine Illusion zu glauben, Sie könnten online selbst herausfinden, welches Programm für Sie das Beste ist. Sie müssen erst einmal wissen, wo Sie stehen, welche Körperregionen am meisten Beachtung brauchen und wie Sie systematisch Schwachstellen verbessern und nicht noch mehr zerstören.

Wir haben für unsere Klienten einen Mitgliederbereich und

dort gibt es ein Online-Training als Zusatz zum Personal Training. Diesen Bereich geben wir aber erst nach dem Eingangs-Check und einer Einweisung in das Programm frei. Es werden dann – je nach Klient – Übungen ergänzt oder weggelassen.

Der Vorteil liegt hier klar auf der Hand: Wir sind der Ansprechpartner und niemand trainiert im Blindflug.

Meine Empfehlung

Buchen Sie einen Trainer für die Einweisung.

7.3 Die Gefahr beim Training ohne Trainer

Es gibt viele Dinge, die Sie beim Trainieren falsch machen können. Es kann sein, dass Sie die Übung nicht effektiv ausführen. Dann bringt sie Ihnen wenig oder kaum Nutzen. Das ist grundsätzlich kein Problem, dann haben Sie sich ein wenig bewegt und Gymnastik gemacht.

Es kann aber auch sein, dass Sie Gelenke, Sehnen, Bänder, Muskeln, Knorpel oder Ihr Herzkreislaufsystem in Gefahr bringen und sich schaden. Dann hat der Spaß ein Ende.

Trainingsanfänger verletzen sich häufig. Allerdings nicht, weil Training gefährlich wäre, sondern weil Unwissenheit gepaart mit falschem Ehrgeiz Verletzungen mit sich bringen kann.

Es gibt viele Faktoren, die man beachten muss, wie etwa die Atmung, Satzpausen, den vollen Bewegungsumfang des Gelenks zu nutzen, ein globales Aufwärmen, ein lokales Aufwärmen, ein Cool-down, das passende Trainings-Equipment.

Ein rein online durchgeführtes Training, ohne Vermittlung diverser Übungstechniken, ohne einen Trainer, der sogar eingreift, bevor Sie etwas falsch machen, ist nicht für jeden Menschen gesund und kann zu schmerzhaften Lernprozessen führen. Schließlich hat nicht jeder ein gutes feinmotorisches Körpergefühl, um die Übungen sauber ausführen zu können.

Der Trainer macht erst einmal die Übung vor und erklärt die relevanten Informationen: die Ausführungstechnik, worauf Sie achten sollten und warum gerade diese Übungen für Sie einen Nutzen haben.

In einem Online-Programm (ohne Trainer) kann Ihnen niemand ständig die Kontrolle und diese Sicherheit geben. Niemand kann die Geschwindigkeit der Übungsausführung überprüfen und schauen, ob der Widerstand gut oder schlecht ist. So werden potenzielle Fehlerquellen nicht erkannt – und das sehe ich als sehr großes Problem an.

Wenn Sie fit und gesund sind, wird Ihnen natürlich ein Online-Programm oder -Kurs nicht schaden. Aber nicht jeder Mensch ist gesund und kann alles ausführen. Es geht nicht immer darum, Gesunde noch gesünder zu machen, sondern darum, Menschen, die Unterstützung benötigen, mit auf die Reise zu nehmen.

7.4 Wichtige Regeln

Wichtig ist bei Trainings, ob online oder live:

- Die Trainingsreize sollen eine ausreichende Höhe haben, ohne ungünstig zu belasten.
- Das Training muss immer so umgesetzt werden, dass Sie Ihre persönlichen Ziele auch erreichen.
- Das Trainingsprogramm sollte die Leistungsfähigkeit Ihres Körpers für Ihren Alltag, den Sport und den Beruf fördern.
- Das Ziel ist es, gesund, fit und leistungsfähig bis ins hohe Alter zu werden und zügige Trainingsfortschritte zu bekommen.
- Das alles kann Ihnen leider kein Video geben. Jeder Mensch hat einen individuellen Trainingszustand, eine individuelle Disposition, ein anderes Ziel und das muss der Trainer gemeinsam mit Ihnen herausfinden.

Erlauben Sie mir noch eine Bemerkung: Motivationssprüche und Fitness-Videos von 20-jährigen Fitness-Laien anzuhören oder nachzumachen, bringen meistens mehr Schaden als Nutzen. Oft sind die Übungen aus medizinischer Sicht bedenklich und können Ihrem Körper und auch Ihrer Psyche Schaden zufügen.

Eine Studie der australischen Griffith University hat klar gezeigt, dass Frauen nach dem Betrachten von Fitnessbildern auf Instagram ihren eigenen Körper deutlich herunterstufen. Wir werden dann viel zu kritisch und beurteilen unseren Körper vollkommen falsch, davon werden wir eher krank als fit.

Oberflächlichkeit und Übungen, die in den Zirkus gehören, brauchen wir in der gesunden Trainingswelt nicht.

Meine Empfehlung: Buchen Sie einen Trainer.

8

WIE SIE IHREN KÖRPER RICHTIG VERSORGEN, DAMIT ER FIT, SCHLANK UND LEISTUNGSFÄHIG WIRD

Intuitives Essen, Intervallfasten, vegan, makrobiotisch, vegetarisch oder Paleo sind alles Konzepte, von denen Sie sich inspirieren lassen können. Es gibt jedoch nicht den einen Weg, das Konzept, die Lösung, die Übung, das Trainingsprogramm.

Jeder Mensch soll seine eigenen Trainings- und Ernährungserfahrungen sammeln und offen für Neues sein und den Weg wählen, den er für richtig hält. Aber bitte machen Sie sich und anderen Menschen in Ihrem Umfeld das Leben nicht schwer, weil Sie denken, dass das, was Sie machen, die einzig wahre Lösung ist. Die Wahrheit gibt es nicht, denn jeder Mensch hat sein eigenes Konzept, jeder Mensch hat eine Vorliebe oder Abneigung in Bezug auf Lebensmittel und Trainingskonzepte.

Es gibt klare Fakten und Studien, die etwas belegen und anderes widerlegen. Die Erkenntnisse von Wissenschaft und Forschung verändern sich jedoch permanent und was für mich zählt, ist die eigene Erfahrung und die aller meiner Klienten, die beste Ergebnisse an ihrem Körper, Geist und Seele haben.

In diesem Kapitel zeige ich Ihnen einen von vielen Wegen auf, allerdings einen, der nach meiner Erfahrung funktioniert. Es sind Strategien, die Sie sofort umsetzen können und die Sie garantiert fitter, schlanker, gesünder und leistungsfähiger machen.

Ihr Körper und Ihre Gesundheit sind Ihr Fundament. Sie wissen genau, dass wir einen gesunden und gut funktionierenden Körper brauchen, um unser Leben meistern zu können. Dazu muss ich Ihnen keine Ratschläge erteilen. Sie und ich wissen genau, dass es nur Vorteile hat, wenn man sich auf seinen Körper und Geist verlassen kann.

Deshalb sollten wir uns täglich um unsere Gesundheit kümmern. Denn sie ist nicht selbstverständlich.

8.1 Die Basis unserer Gesundheit

Ausreichend Bewegung, Sonne und frische Luft, gute Nahrung, Wasser und genügend Schlaf sind die Basis für unsere Gesundheit.

Ihr Körper muss funktionieren und Sie ein Leben lang treu begleiten, sodass Sie Ihren Alltagsaktivitäten und Hobbys nachgehen können.

Die Vorstellung, dass wir in der heutigen Zeit aktive Menschen sind, die sich genug bewegen, ist eine Illusion. Das war einmal, das ist Geschichte. Wir bewegen uns leider zu wenig und bei Weitem nicht so intensiv, wie es der Körper benötigt.

Alt werden wir alle, die Frage ist nur: wie? Als ein gepflegter Oldtimer oder als Fall für eine Abwrackprämie. Wir haben es in der Hand.

Dieses Verhalten hat Einfluss auf Ihre Gesundheit

Körperliche Aktivität, intensiv und umfangreich, reduziert die Gefahr ganz erheblich, dass der Körper krank wird. Wenn Sie fitter und schlanker werden wollen, müssen Sie sich anstrengen und das regelmäßig.

Viele Menschen denken, es reicht, wenn sie sich ein wenig bewegen. Das ist aber falsch: Die Whitehall-II-Studie mit 5.153 Teilnehmern zeigt klar, dass Belastungen mit geringer Intensität keinen Einfluss auf das Metabolische Syndrom haben. Das heißt,

Sie werden bei niedriger Belastung Ihres Körpers trotzdem krank werden können.

Die Studie zeigt aber auch: Wer sich mit mittlerer Intensität bewegte, also mindestens fünf Stunden pro Woche, konnte sein Risiko um 22% senken. Sie haben richtig gelesen: fünf Stunden pro Woche.

Jetzt kommt der Hammer: Wer sportlich mit hoher Intensität unterwegs war, konnte schon bei zwei Stunden Training pro Woche die Gefahr um 27% senken. Und bei mehr als zwei Stunden sogar um 48%.

Das müssen wir erst einmal begreifen. Das heißt für Sie: Wenn Sie zwei bis drei Stunden pro Woche intensiv trainieren, haben Sie die halbe Miete. Sie haben es in der Hand.

Wenn wir körperlich aktiv sind, reduzieren wir die Entstehung eines Metabolischen Syndroms und von allen begleitenden Krankheiten.

Ein kurzer Einschub: Was ist das Metabolische Syndrom überhaupt und wieso ist es so gefährlich? Bei diesem Syndrom treten typischerweise Übergewicht (Adipositas), Bluthochdruck und Störungen des Zucker- und Fettstoffwechsels gemeinsam auf. Bereits jedes einzelne dieser Krankheitsbilder oder Symptome erhöht das Risiko von Herz-Kreislauf-Erkrankungen, durch ihre Kombination steigt das Risiko noch weiter. Wegen der erhöhten Sterblichkeit der Betroffenen nennt man die vier Faktoren des metabolischen Syndroms auch ›tödliches Quartett‹.

Was heißt das jetzt? Wie müssen wir trainieren?

Sie können den Sport in Ihrer Freizeit machen, der Ihnen gefällt und der Sie fordert. Zusätzlich sollten Sie Ihre Bewegung im Alltag hochfahren.

Ich bevorzuge Krafttraining, Laufen, Schwimmen und Radfahren. Krafttraining hat den großen Vorteil, dass es den Körper formt und stark macht, dem Rücken Halt gibt und den Grundumsatz erhöht und somit die Fettverbrennung ankurbelt.

Training ist nicht kompliziert. Was uns die Industrie leider oft verkauft – einen Trend nach dem anderen –, ist meistens Quatsch.

Was sich gut eignet, sind Kniebeugen, Liegestützen, Sit-ups, Klimmzüge oder Übungen, die die zugehörigen Muskelgruppen trainieren.

Laufen geht immer. Macht es Spaß? Nicht immer, aber es tut mir gut. Es stärkt mein Herz-Kreislauf System und ist meditativ. Ich kann es auf der ganzen Welt praktizieren; ein Paar Laufschuhe passt in jede Tasche. Falls Sie nicht laufen können, dann walken sie. Hauptsache, es strengt Sie an.

Ich habe sogar mein Auto verkauft, damit ich gezwungen bin, mit dem Rad in die Arbeit zu fahren. Natürlich hätte ich das Auto behalten können, aber dann hätte ich immer eine Ausrede, warum ich heute nicht das Rad nehme: Wetter, Zeit, danach ein Termin, etwas mitnehmen – auch ich habe gute Gründe nicht mit dem Rad zu fahren. Sie müssen jetzt nicht gleich Ihr Auto verkaufen, aber machen Sie es sich nicht zu bequem.

Meine Empfehlungen

- Machen Sie zwei- bis dreimal ein differenziertes Krafttraining. Ideal ist ein Ganzkörperprogramm.
- Stärken Sie Ihr Herz: Machen Sie zwei- bis dreimal pro Woche ein Ausdauertraining wie Laufen oder Walken, und dehnen Sie sich ausgiebig.
- Nehmen Sie das Rad und nicht das Auto. Es muss nicht immer das Auto zum Bäcker bewegt werden.
- Nehmen Sie immer die Treppe statt den Aufzug und gehen Sie am besten täglich spazieren.
- Planen Sie Ihr Training im Kalender ein. Es ist ein Fehler, zu versuchen, das Training in die Woche zu quetschen. Sie müssen es fix terminieren und alles andere darum herumbauen. Training hat einen großen Stellenwert, schließlich geht es um Ihre Gesundheit. Machen Sie das Training zum Zeitgeber, denn Sport steigert die Lebensqualität spürbar.
- Essen Sie immer Lebensmittel und kein Fabrikessen. Früher ist der Mensch auf die Jagd und die Suche gegangen, um Nahrung zu beschaffen. Heute kommt die Nahrung oft mit dem Lieferdienst. Die Ergebnisse sehen wir ja.
- Kaufen Sie regional und saisonal und bereiten Sie Ihre Nahrung selbst zu. Wenn Sie gerade keine Zeit zum Essen haben, dann müssen Sie auch nicht essen. Essen auf der Flucht ergibt keinen Sinn.
- Schlafen und Ruhen sind die stärkste Form der Regeneration. Schlafphasen und -pausen verlängern Ihr Leben.
- Wenn Sie sich sehr gestresst fühlen, bringt es nichts, noch einen Yogakurs dazwischenzuschieben. Machen Sie lieber einen sehr langen Spaziergang durch den

Wald oder Park. Aber ohne Handy, Musik oder sonstige Ablenkung.

- Versorgung des Körpers heißt Belastung der Muskeln, die Muskeln müssen aktiviert werden und der Körper muss schwitzen, damit alle Prozesse gut funktionieren können. Die Nahrung sollte die Gesundheit unterstützen und nicht zerstören.

Ihr Ernährungs- und Aktivitäten-Tagebuch

Analysieren Sie als Erstes Ihre Gewohnheiten. Was essen Sie wann? Wie oft bewegen Sie sich längere Zeit am Stück? Und wie oft trainieren sie?

Meine Empfehlung

Schreiben Sie eine Woche lang alles auf und machen Sie sich selbst ein Bild.

Essen	**Montag**	**Dienstag**	**Mittwoch**	**Donnerstag**	**Freitag**	**Samstag**	**Sonntag**
Morgens							
Vormittag							
Mittag							
Nachmittag							
Früher Abend							
Abend							
Nacht							
Bewegung & Training							
Art der Aktivität							
Art des Trainings							

Eine Tabelle erhalten Sie als PDF-Download unter https://thomas-loch.net/

Gleichen Sie die Tabelle mit der Schwarzen Liste (siehe unten) ab.

Wie viele Snacks hatten Sie? Auch ein Latte Macchiato zählt als Snack. Haben Sie täglich Gemüse und Obst gegessen? Trinken Sie genug Wasser?

Was fällt Ihnen auf?

Behalten Sie immer in Ihrem Hinterkopf, dass diese Lebensmittel wie Drogen auf Ihr Gehirn wirken und daher gefährlich sind.

Hier ist eine schnelle und vereinfachte Übersicht, welche Produkte Sie nicht oder nur selten konsumieren sollten.

Schwarze Liste Industrienahrung

- Schokolade
- Eis
- Kekse
- Kuchen, Muffins
- Popcorn
- Chips
- Pizza
- Hamburger
- Pommes
- Zucker
- Käse
- Wurst

Schwarze Liste Industriegetränke

- Cola, Fanta, Limonade
- Energydrinks
- Wein
- Bier
- Sekt
- Champagner
- Säfte
- Alkohol allgemein

8.2 Die goldenen Regeln für Ihre Gesundheit und Fitness

Jetzt kommt eine Liste mit 24 Regeln. Lassen Sie sich von der Zahl nicht abschrecken, mit jedem einzelnen Punkt davon verbessern Sie Ihre Gesundheit und Fitness.

1. Treffen Sie heute die Entscheidung

Am Tag Ihrer Entscheidung, also am besten heute, wiegen Sie sich als Erstes, am besten mit einer Körperstruktur-Waage. Messen Sie Ihr Gewicht, Körperfett, Muskulatur und Wasser. Messen Sie Ihren Bauchumfang und machen Sie Fotos von sich.

Warum sollten wir jetzt starten? Heute? Weil es keinen perfekten Moment gibt. Selbst wenn Sie morgen auf einer Hochzeit sind, fangen Sie heute an. Sie könnten die Hochzeit als Trainingseinheit sehen. Wie kommen Sie mit dem vielen Essen und Alkohol klar? Was können Sie vorher oder nachher sportlich machen? Aber bitte verzichten Sie nicht auf das leckere Essen, sondern genießen Sie maßvoll. Nicht die Veranstaltung ist das Problem, sondern das, was wir an den anderen sechs Tagen in der Woche machen oder nicht machen.

2. Schaffen Sie Platz

Süßes, Alkohol, Fertigprodukte: Ich empfehle Ihnen, alles industriell erzeugte Essen auszumisten, mit dem Sie nicht gut umgehen können. Wenn Sie permanent Schokolade essen wollen, wäre es klug, sie erst gar nicht zu Hause zu haben. Das Gleiche gilt für Alkohol und Sonstiges, bei dem es Ihnen schwerfällt, Nein zu sagen. Solange Sie Dinge, denen Sie nicht widerstehen können, daheim haben, wird es nicht funktionieren. Ihr Gehirn weiß, dass es da ist, und irgendwann springen Sie von der Couch und dann kommt die Fressattacke.

3. Wissen, um gesund zu werden

Sie müssen wissen, wie viele Kilokalorien Sie zu sich nehmen, sonst werden Sie wie die meisten Menschen zu viel essen.

Ermitteln Sie online Ihren Grund- und Ihren Leistungsumsatz. Oder lassen Sie ihn professionell messen. Es ist nicht wichtig, diese Werte zu 100% genau zu kennen. Wenn Sie zu dick sind, essen Sie zu viel. So einfach ist es.

Sie sollten wissen, welche Übungen gut für Sie sind, und wie Sie sinnvoll ein Training in Ihr Leben integrieren.

Lernen Sie Ihren Körper kennen, und fordern Sie ihn, sodass er die Chance hat, gesund zu bleiben.

4. Richten Sie Ihren Kompass aus

Training ist ein Ritual und muss fest in die Woche geplant werden. Ansonsten werden Sie immer etwas Wichtigeres finden.

Ich bin davon überzeugt: Hat es keinen Termin, findet es nicht statt.

Ich plane jeden Sonntag mein Training. Ich nenne das Training meine ›Hour of Power‹! Sechs Trainingseinheiten in der Woche sind für meinen Körper Pflicht. Dreimal Kraft und dreimal Ausdauer. Ich gebe als Personal Trainer nur 1:1-Trainings, und davon nicht wenige. Das heißt, mein Körper muss fit und leistungsfähig sein.

Mein Energie-Level und die Konzentration sind mir sehr wichtig. Deshalb plane ich mein Training jede Woche und es darf nichts dazwischenkommen. Training gibt Kraft und schenkt Lebenszeit. Ich bin deutlich leistungsfähiger und mein Körper ist dadurch eine unterstützende Kraft in meiner Selbstständigkeit.

Ich weiß, dass sich manche jetzt fragen: Sechsmal Training pro Woche – ist das nicht viel? Ist das gesund? Nein, es ist nicht viel. Ja, es ist sehr gesund. Acht bis zehn Stunden sitzen, kaum gehen und zu viel essen, das ist das Problem und sehr, sehr ungesund, wie auch Studien belegen.

5. Gönnen Sie sich was

Nichts ist schlimmer, als stur eine Diät oder ein komisches Konzept durchziehen zu wollen. Sie werden damit gnadenlos scheitern.

Wenn meine Frau und ich eine Einladung erhalten, dann essen wir das, was es gibt. Es wird mich weder krank noch dick machen. Aber was definitiv krank macht, ist starrsinnig irgendein Konzept auf Biegen und Brechen durchzuführen.

Das Problem ist, dass viele sich täglich etwas mehr gönnen, ohne das zu bemerken. Bleiben Sie achtsam. Die meisten, die sich Genießer nennen, sind in Wahrheit abhängig von Zucker, Fett, Alkohol, Fertigprodukten sowie Fleisch und Wurst aus der Massentierhaltung.

Was ist Genuss? Wer definiert das? Schmecken und gut riechen soll es, da bin ich dabei. Eine gute Pizza oder ein tolles Nudelgericht: fantastisch. Aber wenn wir morgens schon Wurstbrote essen, mittags den Döner genießen und abends Brotzeit machen und Wein zum Runterkommen benötigen, dann hat das nichts mehr mit Genuss tun.

Reflektieren Sie Ihren Tag. Wie oft gönnen Sie Ihrem Körper

etwas Schädliches? Muss es so oft sein? Ist es klug, so viel Fleisch, Wurst, Käse, Milch und Zucker zu konsumieren?

Falls Ihnen Wasser nicht mehr schmeckt, sollten Sie auf Entzug gehen.

6. Essen Sie nicht zwischendurch

Gönnen Sie Ihrem Verdauungstrakt eine Pause. Wir sind nicht dafür gemacht, uns permanent Nahrung zuzuführen. Ständig etwas zu essen, macht jeden Menschen auf Dauer krank. Lassen Sie zwischen den Mahlzeiten ruhig vier bis sechs Stunden Pause. So hat der Körper Zeit, alles zu verdauen, und darf auch mal an die Fettdepots randürfen.

Wir bewegen uns kaum, fahren ständig mit dem Auto, müssen nicht mehr jagen oder sammeln und sind meistens zu dick. Wir brauchen nicht so viel Nahrung, wie wir glauben. Das Wort ›Zwischenmahlzeit‹ sollte aus dem Wortschatz gestrichen werden. Wozu soll das gut sein? Verhungern werden wir nicht, einen Marathon laufen wir nicht täglich. Wozu sollen wir dann permanent essen? Wir haben davon keinen Nutzen. Wir bekommen dann meist noch mehr Hunger und führen uns zu viele Kalorien zu.

Essen Sie maximal 21 Mal pro Woche.

Alles, was Geschmack hat, ist eine Mahlzeit, außer schwarzer Kaffee oder grüner Tee ohne Milch und Zucker. Ich kenne viele Menschen, die täglich fast einen halben Liter Milch für Ihren Kaffee benötigen. Das ist absoluter Wahnsinn. Milch ist für Kälber und lässt diese schnell wachsen. Ich möchte niemandem die Milch verbieten, ich möchte nur, dass Sie wissen, dass es eine Mahlzeit ist. Essen und trinken Sie nicht Kalorien zwischendurch.

7. Kombinieren Sie Cardiotraining mit Krafttraining

Sie möchten Körperfett reduzieren und eine knackigere Figur haben? Dann kombinieren Sie diese beiden Trainingsarten:

Mit langen Ausdauereinheiten mehrmals pro Woche und zwei bis drei intensiven Krafteinheiten und guten Dehnungen werden Sie es schaffen, eine Figur zu zaubern, die Ihr gesamtes Umfeld staunen lässt.

Mit Krafttraining formen Sie Ihren Körper. Er sieht knackiger aus und bekommt diese schöne sportliche Optik. Dazu ist es wichtig, dass Sie zwei- bis dreimal pro Woche intensiv trainieren. Das Ganze sollte über Jahre stattfinden, damit Sie Ergebnisse erzielen. Sie können an einem Tag ein Krafttraining machen und am nächsten Ihre Ausdauereinheit. Bei der Ausdauer gilt: länger und nicht so intensiv. Am besten Sie absolvieren Ihre Ausdauereinheit morgens nüchtern. Sie trinken Wasser und laufen los. Auf diese Weise muss Ihr Körper gleich an seine Körperfettdepots ran. Wenn Sie es dann noch schaffen, zwei- bis dreimal am Tag gesund zu essen, dann wird Ihr Körper noch weiter auf Ihre Fettanteile zurückgreifen und Sie erzielen die besten Ergebnisse.

8. Es gibt keine Abkürzung

In der Fitnessindustrie werden immer neue und spektakuläre Trainingstrends entwickelt. Vibrieren, Elektro, akrobatische Übungen, die funktionell sein sollen, und alles verspricht natürlich in kürzester Zeit Erfolge. Solche Konzepte passen in die heutige Welt, denn sie ermöglichen uns, noch mehr in den Tag zu packen. Statt sich Zeit zu nehmen für echtes Training, verschwenden viele Menschen ihre Zeit mit Illusionen, die wenig Erfolge bringen.

Ich sage nicht, dass diese Trainingsmethoden schlecht sind. Als Zusatz zum Training oder als Ergänzung ist das okay, aber nicht als ganzheitliches Training. Es gibt keine Abkürzungen zu einem fitten, gesunden und leistungsfähigen Körper.

9. Trainieren Sie kontinuierlich

Den Körper zu formen, zu kräftigen und fit zu machen, erfordert ein kontinuierliches Training mit regelmäßiger Steigerung des Umfanges. Der Trainingsreiz muss immer wieder erfolgen, damit der Körper von Mal zu Mal stärker wird und Muskeln aufbaut. Es reicht nicht aus, sich hin und wieder für zehn Minuten durchzubewegen. Es ist gut und gesund, aber wenn Sie richtige Erfolge sehen wollen, dann sollte ein Training mindestens 30 bis 60 Minuten dauern. Warm-up, Hauptteil und Cool-down nehmen viel Zeit in Anspruch.

Viele Menschen glauben, mit einer Stunde Training pro Woche ist es getan. Präventiv ja. Wenn Sie erhaltend trainieren möchten. ›Erhaltend‹ heißt, dass Ihr Körper nicht noch mehr abbaut. Dann reicht auch eine Einheit pro Woche. Es ist in jedem Fall besser als keine. Aber dann muss die Einheit immer stattfinden. Sie darf niemals ausfallen. Nicht im Urlaub, nicht bei schlechtem Wetter oder aus einem anderen Grund. Wenn einmal, dann immer.

Sommerpause – das Dümmste, das es gibt. Ihr Körper braucht die Trainingsreize im Sommer genauso wie im Winter. Im Sommer sieht man, wer es wirklich ernst meint. Viele Studios sind wie ausgestorben, wenn es heiß wird. Die Leute, die man dann im Studio antrifft, sind die, die körperliche Erfolge haben. Die meisten Fitnessstudiobesucher bauen sich von Januar bis Mai etwas auf und zerstören alles, wirklich alles, was sie sich aufgebaut haben, wenn sie eine Sommerpause machen. Sie werden nie Erfolge haben, weil sie jedes Mal wieder bei null anfangen. Trainieren Sie durch. Sie können im Sommer weniger machen. Aber nichts geht gar nicht.

10. Holen Sie sich professionellen Rat

Investieren Sie in Ihre Gesundheit. Sie werden mit einer professionellen Unterstützung schneller, effektiver und sicherer an Ihr

Ziel kommen. Sie können nicht alles wissen und haben meistens keine Ausbildung und langjährige Erfahrung im Fitnessbereich. Wenn Sie Golf spielen wollen, brauchen Sie auch erst einmal eine Platzreife als die Basis, bevor es losgeht. Diese Basis kann Ihnen ein guter Trainer vermitteln. Ein guter Trainer macht einen Eingangstest, findet Ihre Schwachstellen, testet Ihre Muskelfunktion und Ihre Beweglichkeit, macht eine Körperstruktur-Analyse, ermittelt den optimalen Puls, damit Sie Ihr Herz stärken und effektiver Fett verbrennen und empfiehlt Ihnen bei Bedarf auch Experten. Ein guter Trainer ist die Schnittstelle zu Therapeuten und Ärzten und kümmert sich um Sie. Er gibt Ihnen Strategien mit an die Hand, wie Sie zu Hause trainieren können und schafft es, mit Ihnen in kürzester Zeit echte Erfolge zu verbuchen.

11. Bleiben Sie aktiv

Jede Bewegung zählt. Die Summe aller Bewegungen bringt das Ergebnis. Es macht einen Riesenunterschied, ob Sie jeden Abend 30 Minuten spazieren gehen oder auf der Couch sitzen bleiben. Der Hebel für Ihre Fitness ist deutlich größer, wenn Sie in der Arbeit immer die Treppe nehmen und nicht den Aufzug. Und wenn Sie es schaffen, zumindest einmal pro Woche mit dem Rad in die Arbeit zu fahren, wäre das der Jackpot.

Sie können täglich mehr Bewegung in Ihr Leben bringen und das über Monate und Jahre. Das spiegelt sich dann klar in Ihrer Gesundheit wider. Ich spreche von ›täglich‹ und nicht ›monatlich‹. Wenn Sie einmal in der Woche 18 Loch über den Golfplatz gehen oder eine Radtour mit Ihrer Familie machen (ohne E-Bike), dann ist das ausgezeichnet. Es reicht bei Weitem nicht aus. Wir müssen meistens acht bis zehn Stunden Sitzen am Tag ausgleichen. Das heißt: Bewegen Sie sich täglich mindestens eine halbe Stunde, besser mehr. Ihr Körper ist für Bewegung ausgelegt, er muss belastet werden, die Muskeln brauchen was zu tun. Ansonsten werden sie kleiner und dünner und das hat Konsequenzen für Ihre Bandscheiben, Knochen und Sehnen. Was der

Körper nicht braucht, baut er ab. Was wir nicht benutzen, brauchen wir nicht. Es macht aus Sicht der Evolution keinen Sinn Muskeln, die Energie verbrauchen, zu erhalten, wenn sie nicht benutzt werden. Es lohnt sich immer, aktiv zu sein, im Saft zu stehen.

12. Nehmen Sie jemand mit auf die Reise

Es spricht überhaupt nichts dagegen, dass Ihr Partner auch an seiner Gesundheit arbeitet. Und gemeinsam wird das Ganze eine ganz andere Dynamik haben. Es muss dann nicht ständig diskutiert werden, warum es nicht täglich Fleisch und Wurst gibt. Und es muss auch nicht jeden Abend ein Abendessen zubereitet werden. Wer sagt, dass man jeden Abend essen muss? Sie können auch mal ein Dinner-Canceling machen.

Animieren Sie Ihren Partner zu einem gemeinsamen Lauf am Abend. Walken Sie einmal pro Woche gemeinsam, machen Sie eine Radtour und tauchen Sie in eine fittere Welt ein, in der Gesundheit einen höheren Wert als Industrienahrung und Bewegungsarmut hat. Es ist wundervoll, ein gesundes, gemeinsames Hobby zu haben. An einem Strang zu ziehen und sich aktiv um seine Gesundheit zu kümmern, damit man im Alter auch noch was vom Leben hat.

13. Konzentrieren Sie sich auf gesundheitsfördernde Nahrung

Ihr Fokus sollte sich auf Lebensmittel konzentrieren, auf Nahrung, die Ihre Gesundheit fördert und Sie hin zu einem leistungsfähigen Körper bringt. Dazu zählen Wasser, Grüntee, Gemüse, Salat, Obst, frische Kräuter, etwas Fleisch, etwas Fisch, Meeresfrüchte, grüne Algen, Eier, Nüsse, Honig, ein wenig Getreide, etwas Reis und manchmal Kartoffeln, außerdem etwas dunkle Schokolade (80% Kakao). Das wäre für Ihre Gesundheit hilfreich.

Viele Menschen überlegen nicht einmal, was sie essen und warum sie es gerade jetzt tun. Oft wird irgendetwas irgendwo und irgendwie gegessen. Immer wenn Sie etwas essen, das Ihrem Körper nicht guttut, bewegen Sie sich weg von einem gesunden Körper. Es sind die vielen – ich nenne es – Krümel, die wir jeden Tag essen und das über Jahre, die dann dazu führen, dass wir unseren Körper letztlich vergiften. Eine Fettleber bekommen Sie auch, wenn Sie schlank sind; sie kommt nicht nur vom Trinken, sondern auch von falscher Nahrung.

Überlegen Sie bei jeder Mahlzeit: Bringt mich das hin zu oder weg von einem gesunden Körper? 80% gut essen, 20% schlemmen. Das ist ein gutes Ziel.

14. Tun Sie es einfach

Ausdauer übertrifft Begabung. Es sind nicht Ihre Gene, es ist die kontinuierliche Arbeit an Ihrem Körper, die Resultate bringt. Ein fitter, schlanker und leistungsfähiger Körper ist auf ein hartes Training und gute Nahrung zurückzuführen. Das wollen ganz viele Menschen nicht wahrhaben.

Unabhängig davon, ob Sie alt, jung, dick, dünn oder unfit sind, können Sie ab jetzt beste Resultate erzielen. Vielleicht müssen Sie etwas länger und intensiver an sich arbeiten, aber mit der richtigen Entschlossenheit werden Sie es schaffen. Starten Sie jetzt, egal wo Sie gerade stehen. Tun Sie es einfach! Es ist besser, zehn Minuten Laufen zu gehen, als nichts zu tun. Lieber unvollkommen starten, als perfekt scheitern.

Wie oft habe ich das gehört: »Ich kann nur einmal die Woche trainieren, das macht dann keinen Sinn. Erst wenn ich mehr Zeit habe, dann fange ich an.« Das ist absolut falsch. Die Zeit, die Sie sich jetzt für Ihr Training nehmen, wird später automatisch mehr. Das Mehr an Zeit kommt, sobald wir spüren, was passiert, wenn wir einmal pro Woche an uns arbeiten und das dauerhaft tun.

Handeln Sie, jede Trainingsminute zählt.

15. Lernen Sie, Schwierigkeiten zu meistern

Es wird immer Hindernisse geben, das Leben ist im Fluss, immer ändert sich etwas, die Umstände werden sich verändern. Sie werden nicht immer perfekt und gesund leben können. Das Training wird auch mal stagnieren, das Gewicht schwankt und wir trainieren gegen den Verlust der Muskulatur, so ist das nun einmal. Wenn sich Ihnen Hindernisse in den Weg stellen, werden Sie um sie herumgehen, Lösungen suchen.

Nicht aufgeben und gelähmt warten, dass jemand anderes etwas für Sie macht. Je dramatischer eine Ausrede ist, desto größer ist auch das Selbstmitleid. Viele Menschen verschwenden unglaublich viel Energie damit, Ausreden zu finden. Wie oft höre ich ›geniale‹ Ausreden, warum jemand nicht trainieren konnte, keine Zeit hatte, gesund zu essen.

Gewinner nutzen die Energie lieber, um erfolgreiche Ergebnisse zu produzieren. Liefern Sie Ergebnisse und nicht Ausreden. Werden Sie nicht Opfer eines Umstandes und konzentrieren Sie sich auf Ihre Gesundheit. Bei den meisten Ausreden, die ich höre, ist es nicht das Problem selbst, das die Menschen hindert, sondern die Art, wie sie das Problem sehen.

Sie haben die Macht über Ihr Leben. Lösen Sie das Problem und machen Sie weiter.

16. Geben Sie im Training 110%

Trainieren Sie außerhalb Ihrer Komfortzone.

Die meisten Menschen trainieren nicht intensiv genug. Deshalb entstehen keine Erfolge. Es reicht nicht aus, mit Widerständen zu trainieren, die leichter sind als die Maus am Schreibtisch. Damit wird es keine Erfolge geben.

Ich habe viele Klienten, die zu Hause ein perfekt ausgestattetes Fitnessstudio haben. Wenn ich Sie dann dort vor Ort betreue, lasse ich Sie gerne erst einmal vor mir trainieren. Die Gewichte werden dann meistens so gering gewählt, dass keine

Anpassung stattfinden kann. Ich sag mal so: Die Älteren belasten sich viel zu wenig und die Jungen übertreiben es bis zum Gelenkschaden.

Finden Sie das ideale Gewicht, das Sie fordert und im schmerzfreien Bereich arbeiten lässt. Und ja, es darf brennen.

Wenn Sie Ihre wertvolle Zeit für ein Training nutzen, dann geben Sie 110%. Wenn Sie jetzt aufstehen und Kniebeugen machen: Wie viele würden Sie schaffen, wenn Sie wirklich alles geben?

Wenn Sie viele Monate oder Jahre keine einzige Kniebeuge gemacht haben, wird das Resultat nicht gerade überwältigend sein. Wenn Sie aber jeden zweiten Tag Kniebeugen machen: Wie viele schaffen Sie dann? Sie werden sich auf jeden Fall stark verbessern.

Sie sind zu viel mehr in der Lage, als Sie jetzt vermuten. Fast jeder meiner Klienten hat stark unterentwickelte Muskeln, wenn er zu mir ins Training kommt. Die 10% mehr, die Sie machen, multiplizieren das Ergebnis. Das heißt: Geben Sie alles – und dann noch etwas mehr. Machen Sie die letzte Wiederholung in dem Bereich, in dem Sie denken, es geht nicht mehr. Genau hier liegt das größte Wachstumspotenzial. Das weiß jeder Sportler.

Geben Sie 110%. Ihr Körper wird Sie belohnen. Mit den zusätzlichen 10% erreichen Sie auf Dauer 100% mehr Ergebnis.

Leider trainieren die meisten bei maximal 50%. Sie trainieren mit geringstem Widerstand und wundern sich, warum die Ergebnisse ausbleiben. Viele Menschen neigen einfach dazu, den Weg des geringsten Widerstands zu gehen. Setzen Sie hohe Erwartungen an Ihr Training und glauben Sie an sich selbst.

17. Seien Sie ein gesundes Vorbild

Seien Sie ein gesundes Vorbild und leben Sie Gesundheit vor.

Wie sollen andere Mitmenschen Sie wahrnehmen? Wie sollen Ihre Kinder Sie sehen? Als einen Menschen voller Ausreden, faul, vor dem Fernseher sitzend, Bier trinkend und im Garten rauchend? Ungesund lebend, jegliche Warnhinweise ignorierend? Oder als einen Menschen, der sein Leben genießt und auf seine Gesundheit achtet? Was sollen die Menschen in Ihnen sehen? Ein Positiv- oder ein Negativbeispiel? Einen Macher, einen Umsetzer oder einen Schwätzer? Es gibt gute und nicht so gute Vorbilder, ich habe schon oft Menschen kennengelernt, bei denen ich dachte: So möchte ich nicht sein, so will ich nicht enden.

Ich bin ein Freund von Freiheit und wenn ich sehe, dass viele Menschen die komplette Kontrolle über ihr Essverhalten verloren haben, macht mir das Angst. Von etwas abhängig sein möchte ich nicht. Ich möchte mein eigener Herr sein. Oft trinken die Menschen so regelmäßig Alkohol und konsumieren Fett und zuckerreiche Industrienahrung, dass sie über die Jahre abhängig werden. Das ist alles andere als ein gesundes Vorbild. Kein Wunder, dass sie sich energielos und gestresst fühlen.

Was für ein Vorbild wollen Sie sein? Wie soll Ihr Umfeld Sie sehen?

18. Gehen Sie klug mit Ihrem Körper um

Wenn Sie stolzer Besitzer eines Pferdes wären, noch besser eines Rennpferdes, das hohen Wert hat und vor Kraft und Energie strahlt: Wie würden Sie das Pferd füttern und behandeln? Würden Sie ihm statt Wasser Bier, Wein und Sekt zum Saufen geben? Würden Sie ihm täglich Butterbrezen, mit Schokolade bestrichene Brote und Wurstsemmeln servieren und einen Eisbecher reichen? Würden Sie es in ein Zimmer sperren und Netflix anmachen, statt es täglich lange laufen zu lassen? Würden Sie ihm Zigaretten und Energydrinks bringen?

Sie würden das niemals tun.

Aber warum tun sich viele Menschen das freiwillig an?

Seien Sie dankbar, dass Sie die wundervolle Chance haben, sich um Ihre Gesundheit aktiv zu kümmern. Sie können Ihre Dosis an Gesundheit täglich steigern. Der Grundsatz lautet:

Wenn wir uns jetzt nicht um unsere Gesundheit kümmern, dann werden wir es später bereuen.

Die Art, wie wir mit uns umgehen, was wir essen, trinken und wie viel Bewegung wir in unseren Alltag lassen, hat extremen Einfluss darauf, wie wir uns fühlen, wie motiviert wir sind und wie viel Energie wir haben.

19. Errichten Sie geduldig Ihr Fundament

Wenn Klienten an ihren Zielen scheitern, dann liegt es häufig an ihrer eigenen Ungeduld. Ein Riesenunterschied zwischen Amateuren und Profis liegt im Verständnis von langfristigen Strategien. Profis gefährden ihren gesundheitlichen Erfolg nicht mit Hauruckaktionen in Form von Zuviel an Training und in Form von radikalen Diäten. Eine Diät und ein Hardcore-Training mögen kurzfristigen Erfolg bringen, aber langfristig können Sie das nicht durchstehen und es macht Sie krank. Wir dürfen körperliche Beschwerden und Übergewicht nicht mit kurzfristig ausgerichteten Strategien angehen.

Im Personal Training weiß ich sofort, ob dieser Mensch lange dranbleibt oder doch die schnelle Abkürzung sucht. Ich spüre im ersten Termin schon, ob der Klient ein Dranbleiber ist oder in zwei Monaten aufgibt. Es gibt Termine, da wollen die Menschen ganz ungeduldig alles sofort wissen und alles auf einmal umsetzen. Das, wofür ich Jahre brauche, möchten einige in ein paar Wochen umsetzen. Das funktioniert nicht. Nie und niemals. Diese Menschen überschätzen komplett, was geht und was nicht.

Der Mensch ist ein komplexes System und wir müssen eines nach dem anderen umstellen. Sobald jemand meint, sein Leben um 180 Grad drehen zu müssen, wird er auf die Schnauze fallen und dann aufgeben. Das ist die absolute Verliererstrategie. Die Prozesse müssen ineinandergreifen, Gewohnheiten müssen umgebaut werden, neue Routinen müssen geschaffen werden. Das alles dauert. Sie haben Ihre bisherigen Gewohnheiten ja auch nicht in ein paar Wochen erlernt.

Deshalb ist das oberste Gebot: Bauen Sie Ihren Körper geduldig um.

20. Umgeben Sie sich mit Vorbildern

Den stärksten Einfluss auf Sie hat Ihr Umfeld. Nichts wird Sie mehr beeinflussen wie die Menschen, mit denen Sie die meiste Zeit verbringen. Nein, ich übertreibe nicht, wenn ich sage, dass wir in Hunderten von Trainings das Umfeld miteinbeziehen mussten, sonst wären meine Klienten an der Umstellung ihres Ess- und Bewegungsverhaltens gescheitert.

Wir übernehmen von unseren Mitmenschen mehr, als wir denken. Wir werden durch unsere Freunde, Bekannten und die Familie indirekt beeinflusst – im Positiven wie im Negativen. Und genau hier liegt der große Hebel für eine körperliche Veränderung: Wenn wir andere Ergebnisse haben möchten, müssen wir anders denken, fühlen und handeln. Wir müssen uns mit mehr Vorbildern umgeben. Mit Menschen, die schon da sind, wo wir hin möchten.

Deshalb: Verbringen Sie mehr Zeit mit Menschen, die das können, was Ihnen noch fehlt. Es gibt Menschen, die andere bremsen und zurückhalten wollen. Sie haben die Wahl, ob Sie das zulassen und Ihre wertvolle Lebenszeit mit Menschen verbringen wollen, die Sie runterziehen, oder ob Sie solche Menschen meiden.

Wenn Sie Hilfe beim Abnehmen und Training brauchen, fragen Sie Menschen, die in diesen Bereichen deutlich besser sind als Sie. Es ergibt überhaupt keinen Sinn, auf Tipps von Menschen zu hören, die selbst nichts wissen.

Nehmen Sie gesunde und sportliche Menschen zum Vorbild.

21. Bereiten Sie Ihre Nahrung selbst zu

Fast Food wie Wurst- und Käsesemmeln, Schnitzel mit Pommes, Brezen, süßes Gebäck und Kuchen – all das hat mit Gesundheit bringender Nahrung nichts zu tun. Eine zu hohe Energiedichte, zu viel Fett, mit extrem viel Salz und Zucker, kaum Ballaststoffen, vitamin- und mineralstoffarmes ›Food‹ ist alles andere als gut für Ihren Körper.

Das Problem ist, dass das alles sehr intensiv und gut schmeckt, was die Natur so nicht bietet. Es schmeckt uns einfach so gut und deshalb werden wir immer mehr davon essen als wir sollten und bräuchten. Verarbeitete Lebensmittel sollen aber auch so gut schmecken, damit Sie sie immer wieder kaufen.

Wenn Sie Ihre Nahrung selbst zubereiten, dann werden Sie auf Dauer gesünder und vitaler werden. Wenn Sie Ihr Essen mit Kräutern und Gewürzen zubereiten, wird Sie das genauso befriedigen. Viele Menschen haben verlernt zu kochen, Sie kennen die Nahrung nur noch aus der Dose und Packung oder beim Goldenen M.

Menschen, die ihr Essen regelmäßig fertig kaufen, sehe ich das einfach an. Menschen, die ihre Nahrung nicht selbst zubereiten, werden sich immer mehr Kalorien als nötig zuführen und die Ergebnisse beim Kalorienüberschuss brauche ich nicht zu erklären.

22. Sie tun es für sich

Die Zeit, die Sie in Fitnesstraining und gute Lebensmittel investieren, führt zum Wachstum Ihrer Gesundheit. Egal, ob Sie Rückschläge auf der Waage sehen oder gerade in einer schwierigen Lebensphase sind: Sie werden von gutem Training immer profitieren.

Wenn Sie regelmäßig etwas für sich tun, werden Sie mehr Kraft im Rücken haben, eine bessere Figur bekommen und den Alltag mit mehr Energie meistern. Es ist Ihre Gesundheit, Ihr Körper und Ihr Leben. Wir haben keinen zweiten Körper im Kleiderschrank hängen. Tun Sie immer etwas für Ihre Gesundheit.

Ich hatte schon die seltsamsten Termine, Menschen, die

mitten im Training sagten: »Wofür mache ich das eigentlich?« Daraufhin antworte ich immer: »Das musst Du doch wissen, warum Du hier bist. Keiner hat Dich mit einer Pistole gezwungen, heute mit mir zu trainieren.«

Oft stellen sich Menschen das Training einfacher vor und wenn es dann anstrengend wird, stellen sie das, was sie gerade tun, infrage. Liebe Leser, wenn Sie nicht wissen, warum Sie fit, gesund, schlank und leistungsfähig werden wollen: Wer soll Ihnen diese Frage beantworten außer Ihnen selbst?

Es gab sogar schon Termine, bei denen Menschen, die zugenommen hatten, Ihren Frust bei mir abladen wollten. Nach dem Motto: Ich war jetzt zweimal bei Dir, warum habe ich zugenommen? (böser Blick) Diese Menschen wissen genau, warum sie zugenommen haben. Und seien Sie sich sicher, ich habe niemanden gefüttert. Sie tun es für sich. Lieben Sie sich, Ihren Körper, Ihre Gesundheit.

23. Gewinner sind geduldig

Viele Menschen starten eine Diät oder melden sich im Fitnessstudio an, weil sie unzufrieden mit ihrem Körper sind. Sie sind unzufrieden mit ihrer allgemeinen Fitness, der Figur und haben oft Rückenschmerzen. Mit einer Diät oder einem Fitnessprogramm hoffen Sie nun, das alles in den Griff zu bekommen. Tatsächlich entstehen dann oft noch mehr Probleme oder Herausforderungen. Sie müssen jetzt mehr Zeit für den Sport aufbringen, aktiver sein, mehr Energie aufwenden und auf Sparflamme essen.

Wenn Sie mit dem Training beginnen, etwas Neues starten, dann dürfen Sie keine falschen Erwartungen haben. Sie sollten es annehmen, wie es wirklich ist. Sie werden nicht über Nacht schlank. Es ist ein langer Weg, der regelmäßiges Training, Schweiß, Geduld und Ausdauer erfordert. Sie müssen sich Ihren Körper erarbeiten. Je fitter, schlanker und gesünder Sie sein wollen, desto stabiler muss Ihr Fundament sein. Sieger lassen sich von einem Plateau nicht entmutigen und geben nicht auf. Überschätzen Sie die Ergebnisse des ersten Jahres nicht und unterschätzen Sie nicht, was nach einem Jahr alles passieren kann. Es zahlt sich tausendfach aus.

24. Trinken Sie Wasser

Vielen Menschen ist nicht klar, dass der Milchkaffee oder die Apfelschorle eine flüssige Nahrungsaufnahme ist und mit Durstlöschen nichts zu tun hat.

Nur reines Wasser kann dem Körper das geben, was er braucht. Flüssige Kalorien zwischendurch aufnehmen ist das Dümmste, was Sie machen können, wenn Sie Wert auf eine gute Figur legen. Und gut für Ihren Blutzuckerspiegel ist das Ganze sowieso nicht.

Ich kenne genug Menschen, die durch die Getränke, die Sie am Tag zu sich nehmen, Energie für drei Tage tanken. Das ist wirklich problematisch. Sie müssen sich abgewöhnen, zwischendurch ›Nahrung‹ zu trinken. Egal, ob es ein Smoothie oder Milchkaffee ist – es ist alles eine unnötige Mahlzeit. Sie könnten aber mit einem Smoothie oder Milchkaffee Ihr Mittagessen ersetzen, dann würde das klappen.

Wasser ist die Grundlage für unser Überleben. Heutzutage haben wir durch die industrielle Produktion so viel Auswahl an Getränken in allen möglichen Geschmacksrichtungen, diese Riesenauswahl gibt es erst seit etwa 100 Jahren, und ich bin gespannt, was das auf Dauer mit unserer Gesundheit macht.

Bitte vergessen Sie das niemals, dass reines Wasser das Wahre ist und unseren Durst stillt.

Ein Wort noch zum Alkohol

Trinken Sie niemals täglich Alkohol und vor allem keine großen Mengen. Es gibt Studien, die zeigen, dass ein wenig Rotwein eine gesundheitsfördernde Eigenschaft hat.

Aber ich kenne so gut wie niemanden, der es schafft, so wenig in seinem Glas zu haben und so selten trinken, dass es gesundheitsfördernd wäre. Viele Menschen nutzen den Alkohol, um runterzufahren, um abends schneller in die Entspannung zu kommen. Doch das führt bei dem ein oder anderen zu einer leichten Abhängigkeit und hat mit Gesundheit wenig zu tun.

Wein ist kein gesundheitsförderndes Produkt, und viel Bier macht einen Bierbauch.

Um den Durst zu stillen, braucht der Körper eine energiefreie Flüssigkeit und kein Bier, Cola, Saft oder sonstige kalorienreiche Getränke.

8.3 Die Umsetzung

Ihr Körper, Ihre Gesundheit ist planbar und kein Zufall. Deshalb: Lassen Sie uns gemeinsam eine Jahresplanung machen. Die kann jederzeit starten, Sie müssen nicht bis zum Jahresanfang warten.

Zuerst müssen wir noch einige Fragen klären (für Ihre Antworten ist weiter unten Platz).

Wer möchten Sie sein?

- Ein fitter, sportlicher, gesunder und ausgeglichener Mensch?
- Ein Langstreckenläufer?
- Ein Muskelmann?
- Eine Mutter, der die Männer hinterherschauen?
- Ein Unternehmer mit mehr Power für das Alltagsgeschäft?
- Ein beweglicher und schmerzfreier Mensch?
- ______________________________

Das sind alles Beispiele und Sie wissen am besten, wer Sie sein wollen.

Was müssen Sie dafür tun?

- Weniger Alkohol trinken?
- Mehr Training mit Hanteln?
- Längere Ausdauereinheiten?
- Früher ins Bett gehen?
- Zu 80% gute Lebensmittel essen?
- Regelmäßig dehnen?
- ______________________________

Was möchten Sie haben?

- Einen schönen Po?
- Mehr Muskeln?
- Viel Ausdauer & Energie?
- Einen flachen Bauch oder sogar ein Sixpack?
- Mehr Beweglichkeit beim Golfspielen?
- ______________________________

So, jetzt sind Sie an der Reihe:

Wer möchten Sie sein?

Was müssen Sie dafür tun?

Was möchten Sie haben?

Was ist alles nötig, um Ihr Ziel zu erreichen?

Täglich:

- dehnen
- viel Wasser trinken
- 30 Minuten spazieren gehen

Mehrmals pro Woche:

- auf Alkohol und Industrienahrung verzichten
- Krafttraining machen
- Fitnesstraining absolvieren
- früh schlafen gehen
- meditieren

Monatlich:

- wiegen
- ein Foto vom Körper machen, von vorne, von der Seite und von hinten
- einen Coach um Rat fragen
- zwei Wochen am Stück Alkoholpause
- einen Fastentag einplanen

Jährlich:

- Fastenwochen einplanen
- einen Gesundheitsurlaub buchen
- mit einem Mentor an Ihrem Körper arbeiten

Jetzt sind Sie an der Reihe. Was ist nötig, um Ihr Ziel zu erreichen?

Täglich:

Mehrmals pro Woche:

Monatlich:

Jährlich:

Nun legen Sie fest, ab wann Sie mit System an Ihrem Körper und Ihrer Gesundheit arbeiten möchten:

Welche fünf Dinge sind cool an Ihnen?

1 ______________________________

2 ______________________________

3 ______________________________

4 ______________________________

5 ______________________________

Überlegen Sie sich jetzt bitte jeweils zwei Ziele für jeden Bereich:

Stimmung	1 __________	2 __________
Schmerzen	1 __________	2 __________
Beweglichkeit	1 __________	2 __________
Gewicht	1 __________	2 __________
Kondition	1 __________	2 __________
Kraft	1 __________	2 __________
Äußeres Erscheinungsbild	1 __________	2 __________
Attraktivität	1 __________	2 __________
Blutwerte	1 __________	2 __________
Energie	1 __________	2 __________

Was würden Sie gerne in den nächsten 12 Monaten verbessern?

____

____

Legen Sie jetzt Ihre Trainingszeiten fest:

Tag ____________________

Uhrzeit ____________________

Das Training sollte zu einem Ritual werden. Aus Erfahrung kann ich Ihnen klar sagen: Hat es keinen Termin, findet es nicht statt. Sie müssen es fix in die Woche planen.

Zu Ihrem Training kann ich Ihnen eines empfehlen: Es sollte anstrengend sein und Sie fordern, aber nicht überfordern. Sie können die Trainingszeit fix mit einem Partner planen oder allein machen. Es ist nur wichtig, dass es als Dauertermin in Ihrem Kalender steht. Es ist ein Date mit Ihnen, Ihrem Körper, Ihrer Gesundheit.

Die Ausrede mit der Zeit lasse ich nicht gelten. Entweder Sie wollen es oder Sie wollen es nicht. Ein Trainingsritual findet an einem fixen Tag und zu einer fixen Uhrzeit statt.

Bitte notieren Sie mit Ihren Worten, warum Training und gesunde Nahrung das Ultimative für einen fitten, schlanken und leistungsfähigen Körper und ein langes, gesundes Leben sind.

____

____

____

Fragen Sie sich jetzt bitte: Ist mein aktuelles Essverhalten zielführend? Macht es mich gesund? Will ich wirklich so weiteressen?

Misten Sie ungesunde Nahrung aus, verschenken Sie diese oder werfen Sie sie weg.

Treffen Sie eine Entscheidung, welchen Körper Sie wollen. Wie werden Sie Ihren Körper, Ihre Gesundheit ab jetzt behandeln?

8.4 Zum Schluss

Sie haben jetzt alles in Ihrer Hand. Sie wissen genau, was Sie tun müssen, um fitter, schlanker, leistungsfähiger und gesünder zu sein. Sie können jetzt beginnen, alles umzusetzen.

Sie sollten niemals aufhören, aktiv an Ihrer Gesundheit zu arbeiten. Wir können ein Leben lang körperlich besser werden. Starten Sie jetzt so schnell wie möglich, planen Sie jetzt Ihre Gesundheit.

Treffen Sie jetzt die Entscheidung, Ihren Körper gesünder zu machen. Jede Alltagsaktivität zählt, jede Kniebeuge ist wichtig. Alles, was Sie essen oder nicht essen, hat Einfluss auf Ihre Gesundheit. Jede Radtour hat positiven Einfluss auf Ihr Herz und immer wenn Sie aktiv trainieren, verbessern Sie Ihre körperliche Situation.

Sie müssen dranbleiben, immer und regelmäßig. Auch wenn Sie nur zehn Minuten Zeit haben: Machen Sie trotzdem ein kleines Work-out. Schlafen Sie sich aus, damit Ihr Körper und Geist regenerieren darf. Versorgen Sie sich mit Wasser, und tanken Sie frische Luft in der Natur.

Fragen Sie sich bei jeder Mahlzeit: Brauche ich das jetzt wirklich? Muss ich wirklich zwei Gläser Wein trinken? Reicht eines nicht?

Gute Nahrung ist niemals einseitig und sollte vielfältig und abwechslungsreich sein und nicht aus der Fabrik kommen.

Planen Sie das Training in Ihre Woche ein und setzen Sie Ihre Planung um. Seien Sie offen und tolerant für neue Essgewohnheiten und Trainingsmethoden. Kaufen Sie sich ein paar Kochbücher und testen Sie Gerichte, die Ihnen Gesundheit bringen.

Genießen Sie gutes Essen in tollen Lokalen in vollen Zügen und achten Sie darauf, dass der Genuss Ihren Körper nicht negativ verändert.

Probieren Sie neue Sportarten aus, die Sie fordern und trainieren Sie auch Bereiche an Ihrem Körper, die Schäden haben oder die Sie verbessern möchten.

Nehmen Sie Ihren Partner mit auf die Reise, und bleiben Sie gemeinsam in Bewegung.

Wir müssen mehr von unserem Körper wollen. Dieses Buch, mein erstes Buch, erhebt nicht den Anspruch auf Vollständigkeit. Der Mensch, der Körper, die Gesundheit sind zu vielseitig und die Wissenschaft entwickelt sich weiter.

Ich habe Sie auf meine Reise mitgenommen, die auf Ausbildungen, Schulungen, Workshops, Büchern und über 30.000 Personal Trainings beruht.

Nehmen Sie sich aus diesem Buch so viel heraus, wie Sie möchten und integrieren Sie die neuen Strategien in Ihr Leben.

Lassen Sie mich Ihnen noch eins verraten: Auch ich kann mich nicht immer beherrschen und esse manchmal öfter als geplant zu viel oder hatte schon den ein oder anderen Rausch, der so nicht geplant war. Auch ich bin manchmal müde, leer und ausgelaugt, auch mein Körper setzt schnell Fett an, wenn ich es zu lange schleifen lasse. Ich glaube nicht, dass jemand immer alles zu 100% umsetzt. Es liegt einfach in unserer Natur. Ich wünsche Ihnen viel Gesundheit und ein langes Leben.

Ihr Thomas Loch

DANKSAGUNG

Das Leben war immer gut zu mir, meine Familie hat mich unterstützt, wo immer es ging. Und ich hatte damals 2003 den Mut, mich mit 21 Jahren selbstständig zu machen, was eine meiner besten Entscheidungen bis heute war. Ohne diese Entscheidung hätte ich mich meinem damaligen Hobby, mich und andere Menschen fitter zu machen, nie uneingeschränkt widmen können. 2003 habe ich die Entscheidung getroffen, Personal Trainer zu werden. Hätte ich den Weg damals nicht gewählt, hätte ich nicht meine wundervolle Frau Christina kennengelernt. Ihr möchte ich besonders dafür danken, dass sie mich die vielen Jahre so unterstützt hat, gemeinsam mit mir das Personal Training Studio aufgebaut und mich in jedem Projekt unterstützt hat. Sie ist der wundervollste Mensch, den ich je kennengelernt habe, und ohne sie wäre ich niemals so weit gekommen.

Ich möchte auch all meinen Klienten danken. Sie haben mich immer motiviert, weiterzumachen, mehr zu lernen, mehr zu geben. Ihre Ergebnisse im Training haben mir gezeigt, dass das, was ich mache, der beste Job der Welt ist. Mein Ziel ist es, ein noch besserer Trainer, Wegbegleiter und Mentor zu werden. Deshalb werde ich niemals ausgelernt haben.

ZUM AUTOR

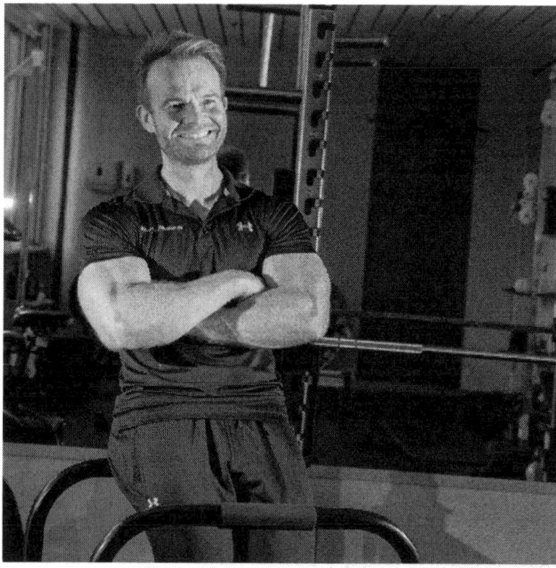

- Thomas Loch, Personal Trainer seit 2003
- Inhaber von Thomas Loch Personal Training Studio mit vier Mitarbeitern
- 1.500 Personal Trainings im Jahr
- 4.500 Personal Trainings im Team pro Jahr

Berufliche Erfahrung

2003 startete ich als freiberuflicher B-Lizenz-Fitnesstrainer in zwei Physiotherapie-Praxen. Ich betreute Menschen in der medizinischen Trainingstherapie und durfte mein Wissen permanent erweitern. Ständige Weiterbildung ist für mich seit jeher selbstverständlich.

Ich baute parallel mein Personal-Training-Studio auf und probierte viele Konzepte aus der Fitnessindustrie aus, um dann über die Jahre festzustellen, dass vieles einfach nur Marketing und Märchen ist. Wir betrieben ein EMS-Micro- sowie ein Power-Plate-Studio und mussten erkennen, dass die Klienten nicht das bekommen haben, was der Hersteller versprach.

Wir boten auch Ernährungskonzepte wie Metabolic Balance und andere Ernährungslösungen mit individuellen Plänen an, mit denen die Klienten schlanker werden sollten. Auch da wieder das gleiche Ergebnis: Unsere Klienten scheiterten, obwohl sie sich genau an die Anleitungen hielten.

Wir hatten unterschiedlichste Nahrungsergänzungsmittel von verschiedenen Anbietern im Angebot, von Schlankmachpulvern bis hin zu Stoffwechselkuren – nur um immer wieder zu sehen, dass der Einzige, dem es nützte, der Hersteller war.

Mein Hunger nach Lösungen für die Probleme meiner Klienten veranlasste mich dazu, viele und teure Schulungen zu buchen, Ausbildungen zu machen und mich nur noch von Experten coachen zu lassen, damit die Klienten das Beste für ihren Körper und Geist bekommen.

Ich gründete einen Club für Personal Trainer, gab Seminare für diese und baute ein Personal-Trainer-Team auf. Mein Team ist bei mir im Studio tätig und macht Hausbesuche und Outdoor-Trainings. Der Club war eine kurze und stressige Episode, denn es macht einen Unterschied, ob ich Personal Trainer erfolgreicher machen möchte oder den Klienten helfen will. Deshalb fokussierte ich mich auf meine Klienten und mein Trainerteam und schloss den Club.

Mein Credo

Ich bin der geborene Trainer und bei mir bekommt der Mensch das, was er wirklich braucht: körpergerechtes, ehrliches Personal

Training. Einige Klienten haben das Personal Training bei mir als ›lebensverlängernde Maßnahme‹ bezeichnet, einer spricht sogar von einer ›lebensnotwendigen Maßnahme‹.

Ich biete eine Mischung aus Training und Lösungsstrategien für körperliche Defizite und Hilfestellung für alle, die ihren Körper wiederentdecken wollen. Es geht nicht um ein Sixpack oder ›Schlankwerden in zehn Wochen‹. Es geht darum, den Körper so lange gesund zu erhalten, wie nur möglich. Abnehmen und Muskelaufbau sind angenehme Nebeneffekte.

Nicht jeder kann alles schaffen, wie es die Fitnessindustrie behauptet. Ich führe die Menschen durch alle Prozesse, damit sie das Beste aus und mit ihrem Körper machen. Märchenstunden gibt es bei mir nicht.

Ich finde es furchtbar und beschämend für unsere Branche, wenn mit falschen Versprechen verkauft wird und Übergewichtige so zum Opfer werden.

Mein Ziel als Personal Trainer: Menschen an die Hand nehmen und den Körper wieder aufbauen, damit er bis ans Lebensende gesund, fit und leistungsfähig bleibt, um uns im Alltag zu unterstützen.

Vereinbaren Sie ein Beratungsgespräch mit mir

Im für Sie kostenlosen Beratungstermin geht es um:

- Ihre Ziele, Ihren Trainingsweg, Ihren Plan.
- Sie bekommen professionelles Feedback zu Ihrer Situation und Ihrem Ziel.
- Sie erhalten einen Eindruck von uns, unserem Stil, unseren Werten und der Qualität unserer Arbeit.

Im Gespräch möchten wir herausfinden, ob wir Ihnen grundsätzlich bei der Erreichung Ihres Ziels helfen können. Sie sollen einschätzen können, ob wir aus Ihrer Sicht die Richtigen sind, um Sie bei Ihrem Trainingsweg zu unterstützen.

https://thomas-loch.net/beratungstermin/

Printed in Poland
by Amazon Fulfillment
Poland Sp. z o.o., Wrocław

91102213R00112